改善腎臟[illegible]人生！

名醫傳授

腎功能保養自癒術

顛覆「腎臟病只能洗腎」的固有觀念

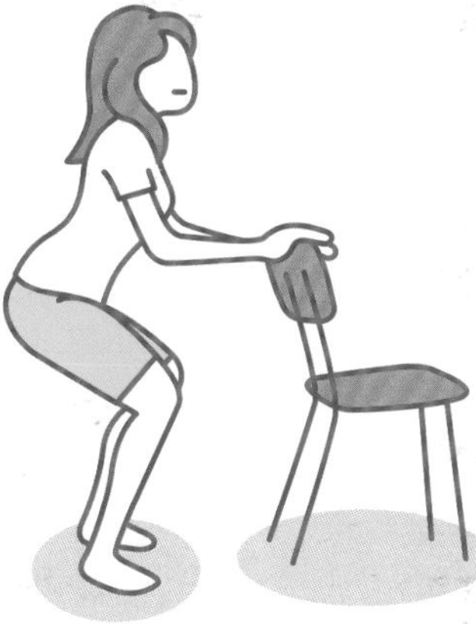

PART 1

守護腎臟必知！腎臟病的基礎知識……5

PART 2

預防糖尿病併發症「腎病變」！打造不洗腎的生活節律……39

PART 4 顛覆常識！保持年輕腎臟的祕訣……113

PART 5 活用東洋醫學與傳統療法，守護腎臟！……131

PART 1

守護腎臟必知！腎臟病的基礎知識

哈佛大學醫學部客座教授
根來秀行

銀座泰江內科診所院長、理事長
泰江慎太郎

日本大學醫學部泌尿器科學系主任教授
高橋 悟

東京慈惠會醫科大學客座教授、
愛宕Forest Tower健康諮詢診所院長
川村哲也

（依刊登順序）

保有年輕腎臟、預防洗腎，哈佛大學教授傳授最強微血管回春術！

腎臟是微血管的集合

慢性腎臟病的患者比糖尿病的人數還多！

假如從現在起有人告訴你：「要好好照顧你的腎臟。」你會怎麼做？

我想大多數的人應該一時之間都不知道該怎麼做才好吧。

然而，隨著年齡增長，我們愈來愈常聽到親友或鄰居提到「醫生叮囑我要做好腎臟病的飲食控制」或是「我現在必須洗腎了」。

現今日本的慢性腎臟病（ＣＫＤ）患者約有１３３０萬人。這個數字也意味著成年人之中，大約每八人就有一人罹患慢性腎臟病。

日本罹患高血壓的人口估計有４３００萬人，糖尿病患者則超過１０００萬人；雖然腎臟病患者少於高血壓，但還是多於糖尿病。

正如數據所示，腎臟病是比普遍想像中更常見的一種疾病。

不過，只要了解腎臟病並在早期做好應對，就沒有什麼好怕的。

再加上，針對腎臟病的應對方法有不少出奇簡單的作法，例如本書第45頁介紹的呼吸法。

首先，就讓我們從什麼是腎臟病開始談起吧。

所謂的慢性腎臟病，是各類腎臟病的統稱。

舉例來說，糖尿病併發症會引起糖尿病腎病變；腎臟組織「腎絲球」持續發炎，導致慢性腎絲球腎炎；以及高血壓或其他病因所引起的腎硬化症，這些都是慢性腎臟病。

前述三種疾病的患者，未來有很高的機率必須進行透析。其中患者人數最多的是糖尿病腎病變，如今接受透析的患者占整體四成以上。

第二名是慢性腎絲球腎炎，第三名是腎硬化症。

腎臟因慢性腎臟病而無法運作的狀態，稱作末期腎衰竭，為了將血液中的廢物排出，患者一定得進行透析療法。

微血管聚集於腎臟

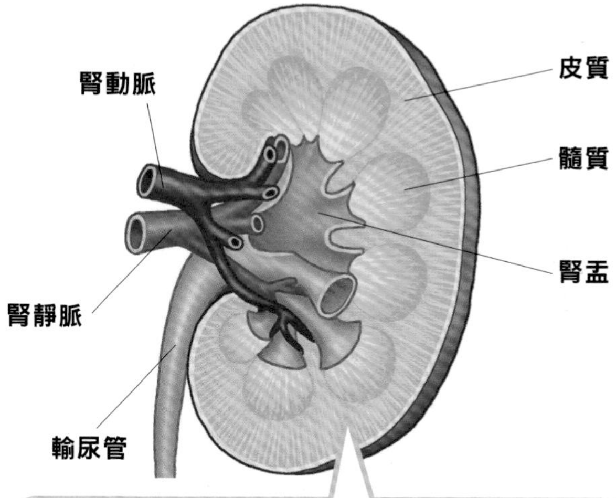

製造尿液的組織「腎元」

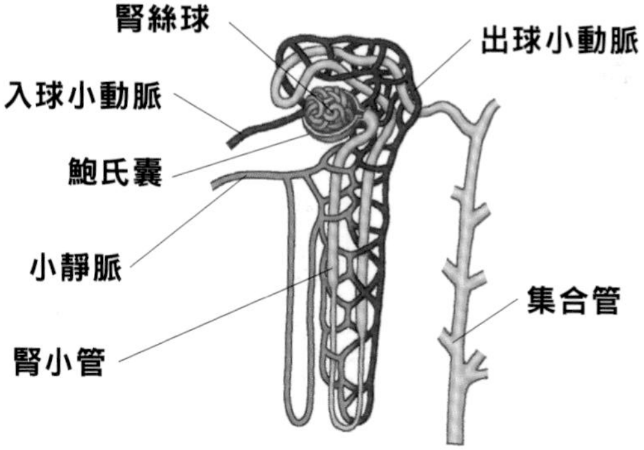

腎臟中約有100萬個腎元組織，內含被鮑氏囊包裹的腎絲球。腎絲球可過濾血液，是微血管的集合物，腎臟可說是由微血管組成的器官。

透析療法是一種利用體外人工腎臟（像腎臟那樣過濾血液的儀器）淨化血液的治療方法，也就是俗稱的洗腎（人工透析）。

那麼，為什麼患者必須洗腎呢？

血管持續老化 導致腎功能逐漸下降

大家應該都很清楚腎臟的功能是製造尿液。

在過濾血液並製造尿液的過程中，腎臟會回收身體需要的物質，將不需要的物質排出去。

被排出的物質中含有血液裡的廢物（如尿素），或是多餘的礦物質（如鈉或磷）。

腎臟的過濾工作讓血液變乾淨，得以與適量的礦物質在全身循環。

假如血液中的礦物質濃度不適當，全身的內臟器官就會無法正常運作。製造尿液的腎臟可協助血液解毒，負責讓血液的成分取得平衡。

這些功能會因為身體發生腎臟病變而不再運作，導致患者必須洗腎。

除此之外，腎臟也具有調節體內水分含量的功能。

腎臟製造的尿液量，成人每日大約１・５公升，平均每小時可製造60毫升的尿液。

但是，尿液量會根據氣候或身體狀況而變化。

人體流很多汗時會排出少量的濃尿，沒什麼流汗時則排出大量的淡尿。另外，水分的攝取量也會影響身體排出的尿液量。

接下來，就讓我來傳授保持年輕腎臟，預防腎功能下降，改善腎功能的祕訣吧。

改善腎功能的重點，就是要提高並增加微血管的運作。為什麼要這麼做呢？因為腎臟是一種類似微血管集合體的器官。

腎臟分為皮質、髓質、腎盂等部分，腎臟的基本功能單位為腎元，是負責製造尿液的小組織，皮質與髓質由大約１００萬個腎元組成。

腎元含有可過濾血液的腎絲球，腎絲球是微血管捲成像毛線球一樣的圓形結構。可以說，腎臟是全身器官中最多微血管聚集的臟器。

血管老化時，會導致動脈硬化，並引發全身動脈硬化加劇。同時，全身的微血管也會隨著年齡增長減少。我們必須維持血管健康，尤其是微血管，才能讓腎臟永保青春。

從下一頁開始將介紹簡單方法，教你如何改善微血管功能，幫助腎臟找回青春活力。

（根來秀行）

躲在糖尿病或高血壓背後的慢性腎臟病，在進一步惡化前應及早採取行動！

高血糖或高血壓易使血管老化加劇

我在國外的大學擔任研究人員以前，曾在東京大學醫學部附屬醫院治療腎臟重症病患。

我想藉這個經歷強調，等自覺症狀出現才開始治療，那就太遲了。

當然，還是有很多腎臟病變患者能一邊接受透析治療，一邊很有精神地過日子。但是，身體一旦出現腎臟病變，腎臟幾乎失去功能後，就再也無法回到原本的健康狀態。這會導致身體未來都必須倚靠洗腎來維持生活。

雖然我們希望早點治療身體的疼痛或痛苦，但往往容易輕忽無自覺症狀的慢性病。慢性腎臟病患者要等到腎臟嚴重受損才會出現自覺症狀，因慢性腎臟病惡化而必須洗腎的病例是最常見的情況。

舉例來說，最多患者接受透析治療的疾病是糖尿病腎病變，患者長期處於高血糖狀態卻沒有自覺，結果導致腎臟微血管受損。

有不少糖尿病腎病變患者並不知道引起糖尿病併發症的原因，等發現的時候已出現腎病變了。

腎硬化也會受高血壓影響，因微血管老化加劇，造成腎臟硬化。

糖尿病引起的糖尿病腎病變，以及高血壓患者常罹患的腎硬化症，在洗腎患者當中的占比接近六成。兩者都是因為慢性病造成微血管受損，進而引發慢性腎臟病。

正如我在上一篇提到，慢性腎臟病大多都是微血管的疾病。

微血管是非常細的血管，細部直徑約只有百分之一公釐（頭髮的十分之一細）。混濁的血液和高血壓都會對微血管造成負擔，這就是為什麼血管老化與慢性病息息相關，也是引發慢性腎臟病的主因。

患有高血糖與高血壓疾病，也就表示血管一直承受負擔。即使診斷

注意！這些都是慢性腎臟病的危險因子

第1階段　小心不規律的生活習慣！

- 飲食習慣不良（不吃早餐、晚上暴飲暴食、重口味飲食、油脂過多等）
- 運動不足
- 睡眠不足、睡眠障礙

↓

第2階段　注意代謝症候群的診斷標準！

①腹部肥胖

男性腰圍超過85cm，女性超過90cm

②血脂（符合其中一項或兩項）

三酸甘油酯值　高於150mg/dℓ
高密度脂蛋白膽固醇值　低於40mg/dℓ

③血壓（符合其中一項或兩項）

最大血壓（收縮壓）　130mmHg以上
最小血壓（舒張壓）　85mmHg以上

④血糖值

空腹血糖值　高於110mg/dℓ

除了①腹部肥胖問題，再加上②～④符合任兩項，就會被診斷為代謝症候群；但即使只符合其中一項，也應該記得預防慢性腎臟病。

罹患慢性病的患者沒有自覺症狀，也應該認為自己的血管老化、腎臟情況已經惡化才對。

在自覺症狀出現前改掉不好的生活習慣

在說明慢性腎臟病的診斷標準（第12～14頁）之前，我想先說明預防慢性腎臟病的重點事項。

在慢性腎臟病的預防上，應該趁還沒有自覺症狀時採取行動，最好在沒有診斷出腎臟病、身體還算健康時重新調整生活習慣，排除造成血管受損的主因是非常重要的關鍵。

理想的生活習慣包括：①減鹽，②限制動物性脂肪的攝取，③三餐減量，④適度運動，⑤少喝酒，⑥不抽菸，便可有效預防血管老化。

除此之外，也要多留意尿蛋白與血清肌酸酐值（請參照第13、21頁），這是腎功能的檢測數值，請在數值出現異常前，注意下列生活習慣及身體狀況的變化。

①不規律的生活習慣

趁著身體還健康時，應多注意不規律的生活習慣。

請改掉喜歡吃重口味或油膩食物、晚上暴飲暴食、不吃早餐的飲食習慣。此外，平時幾乎不走動的人還要特別注意運動不足的問題。

慢性病會增加血管的負擔，而長期累積的壞習慣正與此息息相關。

除此之外，睡眠不足或睡眠品質不佳也是微血管的大敵。美國醫學學會近期已發表有關睡眠品質影響糖尿病血糖控制的研究報告。

第45～48頁有介紹提高睡眠品質的呼吸方法，建議搭配閱讀。

②代謝症候群

患者一旦診斷出罹患慢性病，就需要警戒慢性腎臟病。代謝症候群的診斷依據包含糖尿病、高血壓、血脂異常及肥胖，應多加留意。

代謝症候群會引起動脈硬化，提高心肌梗塞、腦梗塞的罹患風險，同時還會造成微血管老化，引發慢性腎臟病。

尤其高血糖、高血壓問題是腎臟病的開端，應該盡快改善體質。

（根來秀行）

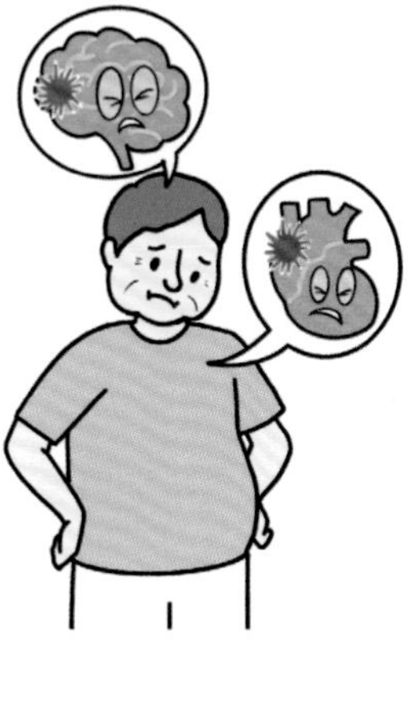

重症程度的計算意外簡單！了解慢性腎臟病的診斷標準，及早應對才能預防洗腎

慢性腎臟病惡化正是接受洗腎的原因

腎臟會過濾血液並製造尿液，藉由尿液排泄來調節體內的含水量。

此外，腎臟排出廢物並淨化血液的同時，也會將多餘的礦物質排出，以維持血液中的礦物質濃度。

身體正是仰賴腎臟過濾後的乾淨血液，以支持全身細胞正常運作。

血液可穿透過微血管壁，將氧氣或營養傳給細胞，並且回收二氧化碳或廢物，這時一部分的血漿（血液中的液體成分）會溢出血管，成為包圍細胞的組織液的一分子。

一部分的組織液進入微淋管，形成淋巴液。淋巴液流入靜脈，成為血漿的一部分。血漿、組織液、淋巴液實際上是同一種液體，以不同型態在人體內循環。也就是說，腎臟相當於淨化全身體液的裝置。

此外，腎臟會透過一種稱作「腎素」的激素來調節血壓，或是製造活性維生素D，幫助骨骼吸收鈣質。

近年來，我們已了解腎臟作為體內「內臟網絡」的重要性。

我們全身的內臟會交換各種訊息物質，以協調連貫的方式運作。腎臟是與其他內臟交換最多訊息的場所，也是這個內臟網絡中的指揮官。

比如說，當人體體內的氧氣不足時，腎臟會釋放一種稱作「紅血球生成素」的激素，骨骼接收紅血球生成素後會製造許多帶氧的紅血球。

身為重要指揮官的腎臟，一旦功能下降就會引起各種身體狀況，例如身體浮腫、高血壓、骨頭密度下降或貧血等問題。

如何從檢測值看出洗腎的機率？

倘若被診斷出罹患慢性腎臟病，為減緩腎功能惡化的情況，避免未來洗腎的危機，請儘早採取因應措

施。具體作法上，應該促使微血管回到年輕狀態，同時根據腎功能分級採取飲食療法，並且開始運動。以前的建議作法是希望患者安靜休養，但現在已證實適度的運動療法具有改善效果。

讓我們接著看一下慢性腎臟病的診斷標準與嚴重度（分期）（請參照下一頁表格）。

首先，符合以下兩項條件的任一項，或是兩項條件持續三個月以上，就會被診斷出慢性腎臟病。

①尿液檢查、血液檢查或影像診斷，得出腎臟受損的結果。

②代表腎功能的腎絲球過濾率低於60毫升／分／1・73平方公尺。

腎臟過濾功能下降者，會在尿液檢查中驗出尿蛋白或尿白蛋白。

血清肌酸酐值是血液檢查中的重要數值，如果腎臟很健康，排泄的尿液中就會含有肌酸酐。但是，腎臟病患者血液中的肌酸肝會增加，血清肌酸肝數值自然也就提高。

腎絲球過濾率是慢性腎臟病的診斷標準，在日本腎臟學會提供的算式（男女不同）中，可根據自己的肌酸肝數值與年齡算出eGFR（腎絲球過濾率預估值）。

前往診所或醫療中心做身體檢查後，一般會指導患者如何計算腎絲球過濾率。只要知道血清肌酸肝值，就能在腎臟醫學會等單位的官網自動計算數值。（請參考下頁）

下一頁的表格，為慢性腎臟病的嚴重度（分期）分類。（參考下頁）

縱軸是腎絲球過濾率（GFR），橫軸是尿蛋白（尿白蛋白或尿蛋白）的量，兩者的交界就是慢性腎臟病的分期。另外也有顯示末期腎衰竭的罹患機率。

在橫軸的尿蛋白區別上，糖尿病腎病變對應尿白蛋白，其他原疾病引起的腎臟病則以尿蛋白進行判斷。

慢性腎臟病的嚴重度分為四個階段。愈靠近表格右下方表示情況愈嚴重，洗腎風險愈高。

只要儘早採取行動，努力讓腎臟回到年輕狀態，就可以避免洗腎的痛苦。

假使患者必須接受洗腎治療，只要記得保養血管和腎臟，就能很有活力地過生活。

（根來秀行）

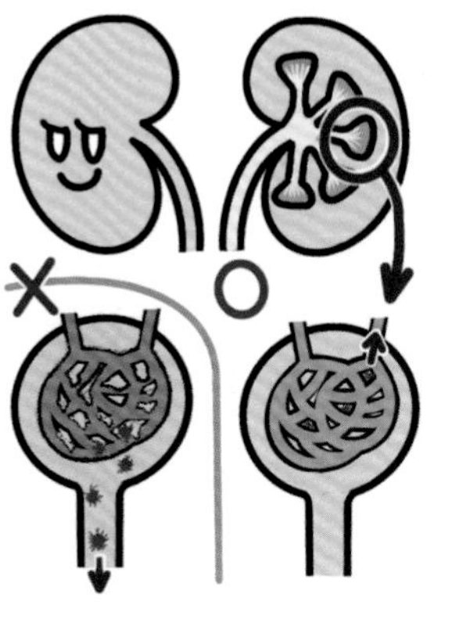

慢性腎臟病的
嚴重度（分期）分類

<table>
<tr><th colspan="2">原疾病</th><th colspan="2">尿蛋白區別</th><th>A1</th><th>A2</th><th>A3</th></tr>
<tr><td colspan="2" rowspan="2">糖尿病</td><td colspan="2" rowspan="2">尿白蛋白定量
（mg／日）
或
尿白蛋白／Cr比
（mg／gCr）</td><td>正常</td><td>微量
白蛋白尿</td><td>顯性
白蛋白尿</td></tr>
<tr><td>低於30</td><td>30～299</td><td>高於300</td></tr>
<tr><td colspan="2">高血壓
腎炎
多囊性腎臟病
腎臟移植
其他</td><td colspan="2">尿蛋白定量（g／日）
或
尿蛋白／Cr比
（g／gCr）</td><td>正常

低於0.15</td><td>輕度
蛋白尿

0.15～0.49</td><td>高度
蛋白尿

高於0.50</td></tr>
<tr><td rowspan="6">GFR
分期
（mℓ／分／
1.73㎡）</td><td>G1</td><td>正常或升高</td><td>高於90</td><td></td><td></td><td></td></tr>
<tr><td>G2</td><td>正常或輕度下降</td><td>60～89</td><td></td><td></td><td></td></tr>
<tr><td>G3a</td><td>輕度～中度下降</td><td>45～59</td><td></td><td></td><td></td></tr>
<tr><td>G3b</td><td>中度～高度下降</td><td>30～44</td><td></td><td></td><td></td></tr>
<tr><td>G4</td><td>高度下降</td><td>15～29</td><td></td><td></td><td></td></tr>
<tr><td>G5</td><td>末期腎衰竭</td><td>低於15</td><td></td><td></td><td></td></tr>
</table>

慢性腎臟病嚴重度（分期）需根據原疾病、GFR分級、尿蛋白區別加以分類。以 分級為基準，依照 → → 的順序，顏色愈深，等級愈高，末期腎衰竭（需洗腎）風險愈高。

本表以日本腎臟學會「2012 CKD診療指引」為基礎製作。

※編註：台灣腎臟醫學會提供腎絲球濾過濾值換算，可參考以下網址。
http://ckd-tsn.org.tw/health_instruction.php

有哪些併發症？

長期高血糖會加速動脈硬化，引起糖尿病併發症！務必兼顧飲食與運動

氧化、糖化與炎症引起併發症

糖尿病是一種因血糖值升高而引起「高血糖」問題的疾病。

高血糖狀態持續幾個月幾乎不會對身體造成影響；但如果持續置之不理，將會導致血管受損，進而引起併發症（請參照第16頁）。

引起「血管併發症」的主要原因有三點（請參照第17頁）。

第一點是「氧化」，也就是所謂的「血管生鏽」現象。

高血糖會產生一種「活性氧」物質，並且侵蝕血管的內皮細胞，導致「動脈硬化」。倘若動脈硬化加劇，血管將失去彈性而變硬。

第二點是血液中的糖與蛋白質結合，所引起的「糖化」作用。

糖與蛋白質聚合後的物質就稱作ＡＧＥｓ（糖化終產物），這也是加重動脈硬化的一大原因。

第三點是長期高血糖狀態，導致血管內皮細胞「發炎」。

內皮細胞會釋放可加強血管彈性的一氧化氮（ＮＯ）。血管發炎將造成細胞難以釋放一氧化氮，因此炎症也是造成動脈硬化的主因。

糖尿病的高血糖狀態持續愈久，再加上前述三項主因，導致動脈硬化惡化，最終引起血管併發症。

其中最常見的三大併發症，是神經、眼睛與腎臟病變。

請記住這三大併發症的第一個字「神、眼、腎」。一般認為，這就是三大併發症的發病順序。

此外，罹患壞疽、腦梗塞、腦出血、缺血性心臟病（心肌梗塞、狹心症）等嚴重併發症的風險也會提高。這裡請記下「壞、腦、缺」。

不過，其實不需要過度擔心。

為了預防糖尿病併發症，我們應該透過飲食和運動降低血糖值，多花一點心思和努力也是很重要的工作。

（泰江慎太郎）

長期忽視糖尿病
最後引起併發症

3大併發症 神、眼、腎

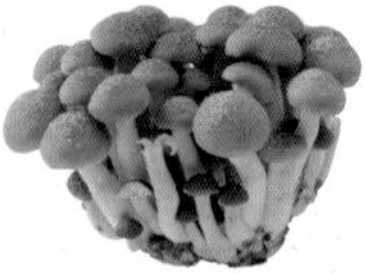

神 神經病變（糖尿病神經病變）

對高血糖問題置之不理，會導致神經細胞受損，因為血流障礙而變得感覺遲鈍，出現麻痺或發麻等症狀。

眼 眼睛（糖尿病視網膜病變）

持續高血糖造成眼睛深處的細血管阻塞，導致眼底出血。如果症狀惡化，甚至可能失明。

腎 腎臟病變（糖尿病腎病變）

持續高血糖造成腎臟的細血管受損，尿液中出現蛋白。一旦腎臟過濾功能下降，廢物就會在體內囤積。若進一步惡化，患者就必須接受人工透析。

可怕的併發症 壞、腦、缺 提高罹患風險

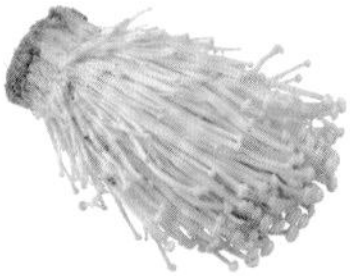

壞 壞疽

身體因為神經病變而感覺麻痺，即使腳受傷也不會察覺。細菌從傷口進入體內造成組織壞死、腳部潰爛，最後只能將潰爛的部分截肢。

腦 腦梗塞、腦出血

負責將營養傳至大腦的血管發生阻塞或破裂。糖尿病經常引發腦梗塞，即使撿回一條命，大多還是會留下半身麻痺或其他後遺症。

缺 缺血性心臟病

負責將營養和氧氣傳至心臟的血管發生阻塞。心臟的血流暫時變差可能引起營養不良的狹心症，或是因血流停止而導致心肌失去功能，造成心肌梗塞。兩種疾病都會出現胸部緊縮、劇烈疼痛的症狀，心肌梗塞甚至可能導致死亡。

氧化導致動脈硬化

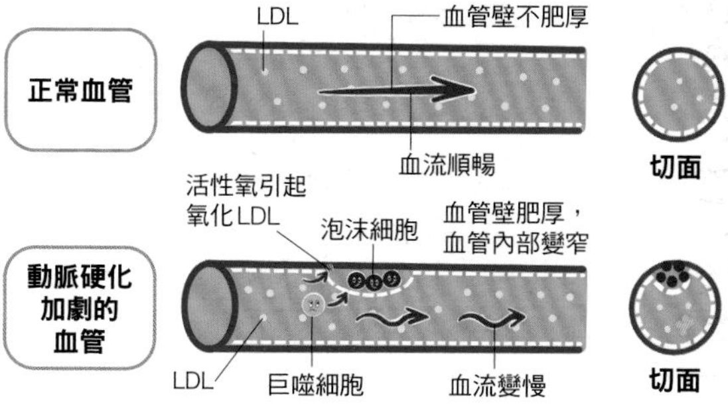

壞膽固醇LDL因活性氧而被氧化，免疫細胞中的巨噬細胞將其吞食。一旦持續下去，巨噬細胞會變成泡沫細胞（如泡泡般的細胞），並在血管中囤積。

糖化導致AGEs（糖化終產物）囤積

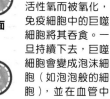

醣類與蛋白質容易因熱能而結合。

蛋白質長時間與高濃度的糖結合，發生糖化反應，造成蛋白質變性劣化。

變性劣化的蛋白質無法回到原本狀態，最終變成AGEs並在體內囤積。

內臟脂肪組織的炎症

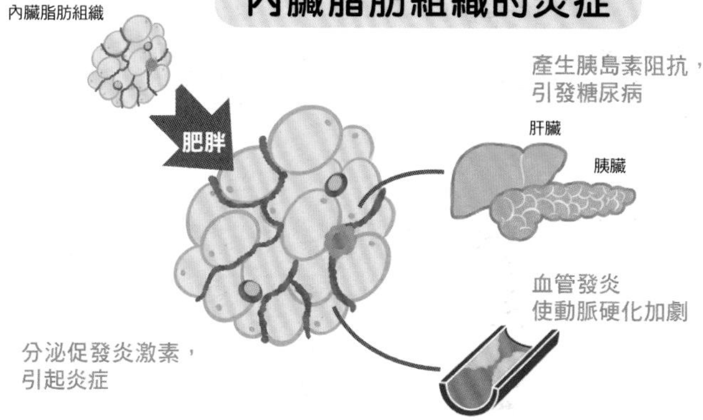

內臟脂肪組織以脂肪的形式儲存能量，脂肪累積愈多，內臟脂肪組織就愈大。但內臟脂肪組織的尺寸有其極限，達到一定大小後會分泌促發炎激素，進而引起炎症。血管發炎會造成動脈硬化加劇。此外，促發炎激素會在肝臟、肌肉、脂肪作用，並且產生胰島素阻抗，造成胰臟分泌的降血糖激素的效果減弱。

養成平時目測尿液的習慣！從尿液顏色與混濁度，覺察腎臟的異常

即使沒有自覺症狀 仍有其他方法瞭解腎臟狀態

腎臟是身負重任的內臟，負責過濾血液，透過尿液將廢物排出體外。

腎臟功能下降，會造成尿液無法排出，廢物或毒素在體內囤積。

置之不理可能引發尿毒症，對身體組織造成功能傷害，非常危險。然而大多時候，自覺症狀要等到腎臟惡化後期才出現，這就是為什麼腎臟被稱為「沉默器官」。

不過，即便沒有自覺症狀，仍有其他瞭解腎臟狀態的方法——觀察尿液。以前曾有患者的腎臟無疼痛感，但尿液卻出現警訊的病例。

順帶一提，健康的成年人每日排尿量約為１５００毫升。60公斤的成年人，每次排尿量大約是３００毫升。一天排尿超過８次就屬於頻尿，如果有長期頻尿問題，就有罹患某種疾病的疑慮。除此之外，我們也可以藉由尿液的味道來發現潛在疾病。

透過尿液顏色或混濁狀況 推測自己的健康狀態

自行檢測尿液的關鍵訣竅，在於確認尿液的顏色，以及顏色是否混濁。雖然每個人的尿液各有差異，但尿液的顏色變化很容易觀察，建議每日檢查一次。其中特別需要注意的是有無血尿。當一公升的尿液中含有１毫升的血液，尿液看起來就會是紅色的。如果有任何異樣感，請向專業的醫師諮詢。

另外，關於尿液是否混濁的問題，有時很難藉由觀察馬桶裡的尿液進行判斷，尤其是有顏色的馬桶更不容易辨識。

我建議可以利用５００公升的透明寶特瓶來自製簡易的驗尿瓶。只要將寶特瓶對半剖開即可，製作時別忘了在寶特瓶的切口處黏貼膠

健康檢查或其他檢測數值的確認要點

尿蛋白

尿液中含有的蛋白質數值。標準值為陰性（－），陽性（＋）檢測結果表示腎臟到尿道發生某種炎症。

尿潛血反應

尿液中的含血數值。標準值為陰性（－），但未停經的女性生理期前後可能出現陽性（＋）反應的結果。

血清肌酸酐值

表示腎臟過濾功能的數值。男性標準值為0.6～1.1mg/dℓ，女性為0.4～0.8mg/dℓ。超過標準值代表檢測者有腎功能障礙。

腎絲球過濾率值（GFR）

與血清肌酸酐值相同，是一種表示腎功能的數值。一般健檢會透過血清肌酸酐值推算出，若是在腎臟內科或泌尿科檢查，便可以查出正確的GFR數值。

※不同醫療機構的檢查項目或標準值可能有些許差異。

帶，以免割傷手。

透過簡易驗尿瓶觀察尿液，較能看出尿液是否混濁，或者是否有不純物質的沉澱。

觀察時，我們應該留意混濁尿液中的膿尿問題。泌尿道感染或腎臟到膀胱之間發炎時，尿液中有可能出現白血球。

除此之外，一定要注意排尿時的泡泡。雖然尿液會因排尿的力道較大而自然產生泡泡，但健康者的泡泡會在一定時間後消失。

然而，如果泡泡在一段時間後仍未消去，就表示尿液中可能含有蛋白質，這時就該懷疑腎臟過濾功能異常；如發現尿液異常起泡，請儘速前往醫院就診。

平時請養成檢查尿液的習慣，避免漏掉沉默器官腎臟所發出的任何異常警訊。

（高橋　悟）

尿液檢查

尿液顏色和混濁度與平時不同，須慎防腎臟病或其他重大疾病。請每天自行檢查

這種情況該怎麼辦？

Q 我喝了營養飲品後排出很濃的黃尿。

A 通常看到顏色非常深的尿應該會嚇大一跳，但其實這是營養飲品中維他命C的顏色，不需要特別在意。

Q 我很累的時候一定會排出濃尿。

A 人體感到疲憊時通常處於忙碌的生活步調，應該有很多人會不吃不喝地趕工吧？因此尿液的含水量減少，尿液被濃縮，這就是顏色很深的原因。只要適度補充水分就能變回正常的尿液顏色。

尿液顏色與混濁度	健康狀態與生病的可能性	危險度
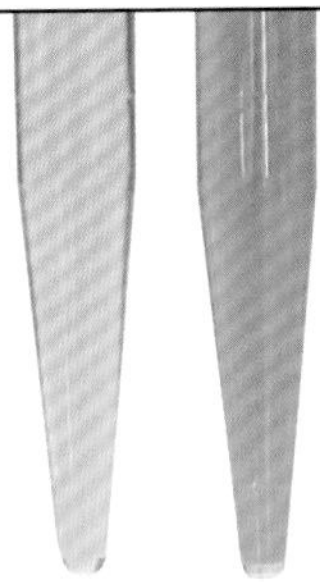 透明偏黃	正常的尿液是「淡黃色～稻草色」。雖然照片中的尿液顏色不一樣，但兩者都是健康狀態。每次排出的尿液會因為排尿量、飲食內容、藥物服用等條件差異，呈現不同的深淺度，尿液是否混濁也是判斷健康狀態的重要指標。健康者的尿液氣味通常不會太重。	正常狀態
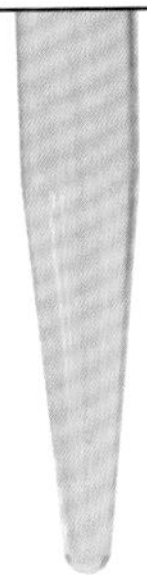 幾乎透明無色	喝太多水會讓尿液顏色變淡，稱為「稀釋尿」。飲用利尿作用的咖啡後經常看到這種顏色的尿，但這也可能是糖尿病引起的頻尿問題，假如情況持續必須特別注意。相反地，因水分不足而脫水的尿液就是較濃的「濃縮尿」。	★
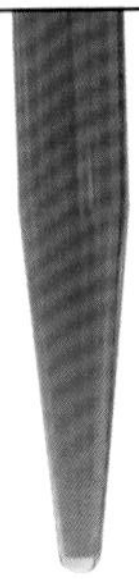 褐色的混濁尿液	這種尿又被稱為「尿膽紅素」，膽紅素是紅血球在肝臟分解時產生的膽汁色素。假如出現這種褐色的尿液就要多注意。膽紅素通常不會透過尿液排出，因此這代表肝臟或膽道可能有狀況。	★★

日本大學醫學部泌尿器科學系主任教授　高橋悟
取材協助（檢體樣本提供）／日本大學醫學部附屬板橋醫院臨床檢查部　谷田部雄二、福田嘉明

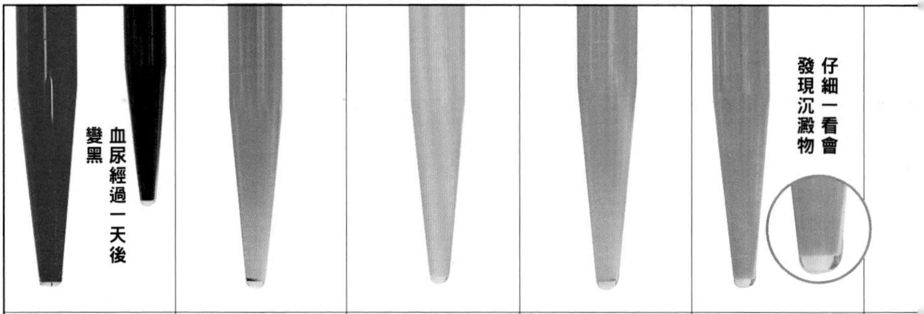

顏色混濁有小塊狀物	有點偏白混濁	非常混濁的乳白色	非常混濁且略帶紅色	像番茄汁的紅色
沉澱物是尿酸。血液中增加的尿酸會被排出去，尿酸固化後引起痛風。如果發現這種尿液，請前往醫院就診。尿酸的特性是可溶於檸檬酸，因此梅乾或檸檬之類帶有酸味的食物可有效去除尿酸。	尿液呈現白色混濁狀的原因大致有二。一是因為出現鹼基的結晶，另一個原因則是出現白血球。這種尿液又稱為「膿尿」，排出膿尿表示腎臟到膀胱之間可能發生某種炎症。	白血球數量比膿尿更多的狀態。通常白血球數量愈多，尿液的混濁度愈高。照片中的情況代表炎症很嚴重，有罹患膀胱炎、尿道炎、前列腺肥大的疑慮。請及早前往醫院就診。	除了有膿尿之外，尿液中含血的血尿症狀也是很危險的狀態，這表示內臟或細胞因為嚴重發炎而受損出血。罹患腎盂腎炎或糖尿病腎病變等嚴重疾病的機率很高，請立即前往醫院檢查。	「血尿」從外觀來看明顯具有危險性。腎臟、尿道、膀胱、前列腺等部位，因為發炎而出血，紅色愈深表示出血量愈多，置之不理會導致貧血。如果發現這種血尿，請立即前往醫院就診。
★★	★★	★★ 及早就醫	★★★ 立即就醫	★★★ 立即就醫

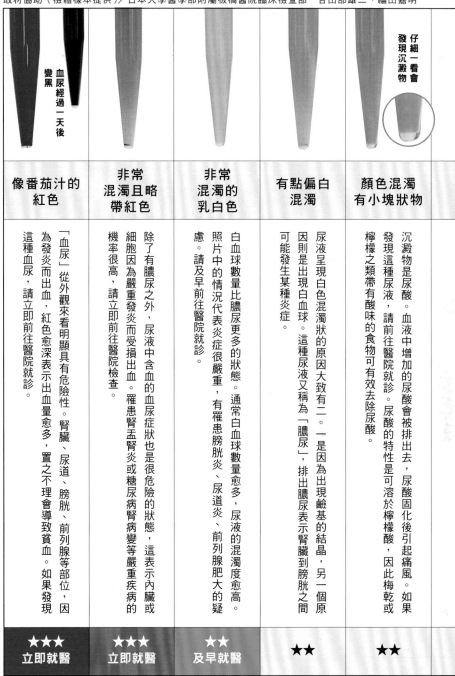

甜甜的氣味

小便起泡

尿液問題Q&A

除了尿液顏色以外，你是否還出現這種症狀？以下症狀也包含危險疾病，請不要遺漏尿液所發出的異常警訊。

（高橋　悟）

尿液狀態、症狀	回答	可能疾病
小便起泡，過一段時間後泡泡仍未消失	排尿時力道較大會使尿液產生泡泡，這時其實不需要特別在意；但假如泡泡過了一段時間仍未消失，就必須多加注意。後者的起泡原因，是因為尿液含有蛋白質。蛋白尿表示腎臟可能出現某種問題，請向專業醫師諮詢。	**慢性腎絲球腎炎 急性腎絲球腎炎 糖尿病腎病變 高血壓性腎硬化 IgA腎病 腎病症候群**
尿液散發一股甜味	如果尿液散發出類似水果壞掉的甜味，就表示有罹患糖尿病或糖尿病腎病變的疑慮。此外，尿液放置時間愈長，氨臭味會愈難聞，但如果排尿後馬上就聞到氨臭味，可能是膀胱炎之類的尿路感染。順帶一提，食用味道強烈的食物後，尿液也很容易變難聞。	**糖尿病腎病變 腎盂腎炎 膀胱炎 尿道炎 糖尿病**

頻尿或多尿，排尿量很少，或是幾乎尿不出來	多喝水會排出大量淡尿；流汗或拉肚子會流失水分，產生少量的濃尿。不過，腎臟一旦發生問題，這種調節功能就會亂掉，可能出現頻尿或多尿的狀況。排尿量也有可能反而減少，或是完全尿不出來。如果情況持續數日，請到醫院接受檢查。	過動性膀胱 膀胱炎 前列腺肥大 糖尿病 慢性腎衰竭 癌症
排尿時有疼痛感	膀胱或尿道等尿液通道發炎，排尿時會出現疼痛感，如果尿液還變白色混濁，女性的話表示可能罹患膀胱炎，男性則是尿道炎或前列腺炎。此外，也有罹患膀胱結石、尿路結石或膀胱癌的風險，請不要忍耐，儘早前往醫院就診。	膀胱炎 尿道炎 前列腺癌 膀胱結石 尿路結石 癌症
感受到強烈尿意後，無法忍到廁所就漏出來了	急迫性尿失禁的症狀是膀胱尚未累積太多尿液，就產生強烈的尿意並漏出尿液。有些病例可能是膀胱過敏，例如膀胱炎、結石、過動性膀胱或前列腺肥大等疾病，還有控制排尿的腦部障礙，或是癌症所引起。	腦部或脊髓障礙 膀胱炎 膀胱結石 膀胱癌 過動性膀胱 前列腺肥大 急迫性尿失禁

何謂糖尿病腎病變？

洗腎患者最常見的糖尿病腎病變！發病15年後出現尿蛋白，腎功能惡化卻沒有自覺症狀

開始洗腎的患者中，有4成來自糖尿病

在日本，因為慢性腎臟病而開始洗腎的患者人數逐年增加，到了二〇一三年已超過32萬人。

直至一九八〇年代前半期，因糖尿病腎病變而洗腎的患者數尚且未滿20％，後來人數持續增加，二〇一三年已達43．8％。

糖尿病腎病變是一種糖尿病併發症，也就是糖尿病發病後出現的腎臟病。糖尿病是因為以糖作為能量的胰島素不足，胰島素功能下降而無法使糖作用，導致血液中都是糖分，演變成高血糖疾病。

糖尿病初期不會出現自覺症狀，但如果持續高血糖狀態，身體各處的血管會發生動脈硬化而造成血流惡化，引發神經障礙或視網膜障礙等多種併發症。

通常糖尿病要等到發病大約15年後，尿液中才會出現蛋白質，這表示腎臟中腎絲球過濾血液的功能正在逐漸下降。

腎絲球過濾功能之所以會下降，是因為腎臟的血管也發生動脈硬化。

細動脈是腎絲球的入口，為使內部血壓維持正常，細動脈會調節傳送至腎絲球的血液量。然而，持續高血糖會導致調節功能不再運作，造成腎絲球的血壓升高，血管壁承受很強的壓力。

由於血管必須要對抗這股壓力，導致動脈硬化情形加劇，腎功能隨之下降。

此外，高血糖也會造成腎臟中系膜基質的部分變大，並且壓迫微血管，使血流更加惡化。

一旦出現蛋白尿，就意味著腎功能已迅速下降，惡化快速的人大約5年就得洗腎了。

然而，糖尿病腎病變的初期階段沒有自覺症狀，也不容易出現蛋白尿，因此往往要到很晚期才發現糖

配合腎功能分期 活動身體很重要

分期	代表性運動	詳細說明
G1（腎病前期）	馬拉松 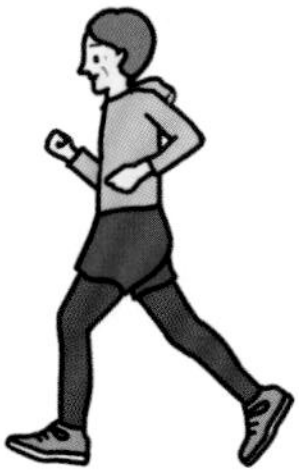	無運動限制 執行糖尿病運動療法
G2（早期腎病期）		
G3（顯性腎病）	高爾夫球 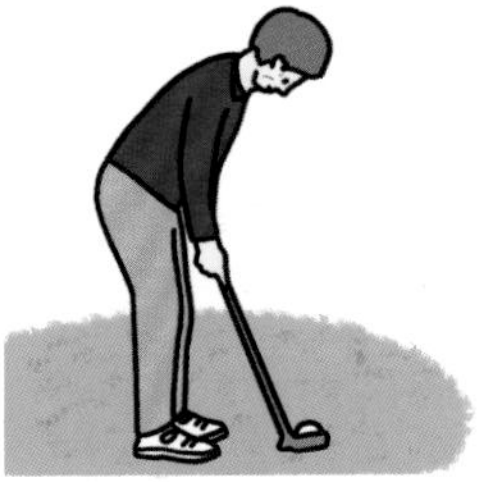	原則上可以運動 但需根據生病狀況來調整運動強度，不可做太激烈的運動
G4（腎衰竭）	散步或廣播體操 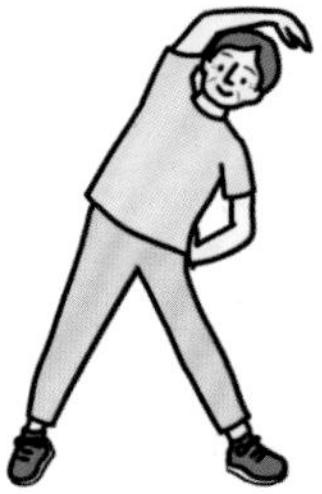	有運動限制 可以散步或做廣播體操
G5（透析療法期）	抬腿 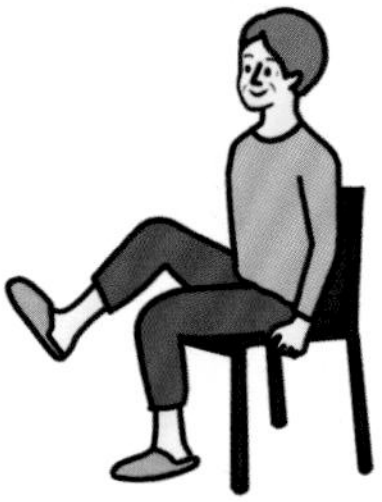	有運動限制 只能輕度運動，不可激烈運動

※糖尿病腎病變分期與慢性腎臟病分期不同。
※本表參考《醫師與醫事人員專用 慢性腎臟病之生活與飲食指導手冊》（暫譯）。
※編註：G1～G5為日本醫學界的分期標準，台灣醫學界尚未有固定名稱，通常以第一期～第五期作區分。

尿病腎病變。

但是，「微量白蛋白尿」會比蛋白質更早出現在尿液中，只要透過檢測，就能早期發現糖尿病腎病變。

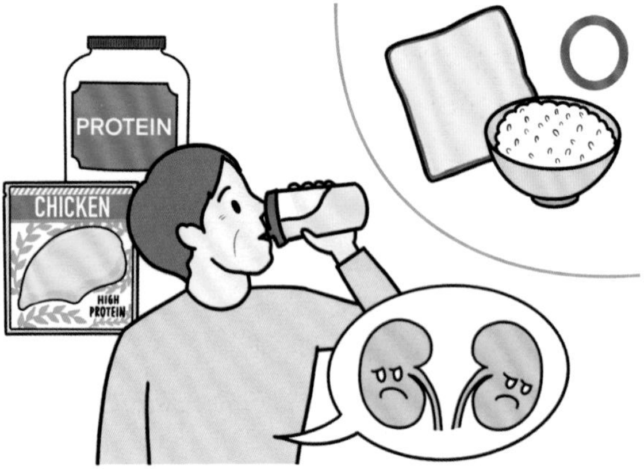

在這個階段開始執行適當治療，就有機會維持腎臟功能。

一旦腎功能下降 完全斷絕醣類很危險！

改善糖尿病腎病變的第一步，是控制血糖，以免糖尿病繼續惡化。

順帶一提，為了預防併發症而控制血糖，目標是糖化血色素值低於7・0%。

雖然飲食和運動是控制血糖的必要條件，但有關近期糖尿病患者經常執行的醣類飲食限制，有幾點必須注意。

包括糖尿病腎病變在內，當慢性腎臟病加劇並達到G3（請參照第14頁）階段時，患者就必須執行蛋白質的飲食限制。

醣類飲食限制是一種飲食療法，目的是減少易使血糖升高的醣類，以蛋白質和脂質確保身體所需的能量。可是，這卻會造成蛋白質攝取過多，沒辦法阻止腎功能惡化。

糖尿病腎病變的飲食療法必須限制蛋白質攝取量，以適量的醣類確保身體所需能量。也就是說，患者其實不需要完全避開醣類。

糖尿病腎病變由腎臟病以外的疾病所引起，屬於一種續發性腎病症候群，可能出現嚴重水腫（請參照第37頁）之類的腎病變狀態。

除此之外，糖尿病會提高心肌梗塞或腦中風的風險，糖尿病腎病變也有同樣的問題。

特別是腎功能下降或尿蛋白，即使情況輕微，還是具備心肌梗塞或腦中風的危險因子，要特別注意這些併發症。

（川村哲也）

糖尿病腎病變預防法

造成糖尿病惡化的不良習慣，也會導致腎功能降低！重新檢視飲食，減糖減鹽還能預防高血壓

晚餐晚吃、吃甜食、吃太快與運動不足都是重點

治療糖尿病腎病變的基本方法是控制血糖和降壓治療，目前沒有針對糖尿病腎病變的有效藥物。

若無法單靠飲食和運動控制血糖時，醫師可能開立降血糖藥劑之類的糖尿病治療藥。

此外，糖尿病會造成動脈硬化加劇，血壓逐漸升高，所以必須要控制血壓。為預防腎功能惡化，糖尿病腎病變的降血壓目標是收縮壓低於130公釐汞柱（mmHg），或是舒張壓低於80公釐汞柱。一天排出超過1公克尿蛋白的人，目標分別是125公釐汞柱與75公釐汞柱。

減鹽是改善高血壓必做的功課，以糖尿病腎病變為首的慢性腎臟病患者，目標是每日低於6公克。

如果血壓還是沒有降到目標值，醫師會開立處方藥。第一選擇是ACE（血管收縮素轉換酵素）抑制劑，或是ARB（第二型血管收縮素受體阻斷劑）。

患者體內的血管收縮素I被轉化為血管收縮素II後，血壓會升高。而ACE抑制劑的功用，是抑制血管收縮素I轉化血管收縮素II。

此外，為了發揮血管收縮素II提升血壓的功能，必須在血管收縮素II受體這個鑰匙孔裡，插入作為鑰匙的血管收縮素II，在鑰匙孔上產生作用的就是ARB。

另外，促使糖尿病惡化的生活習慣，也會造成糖尿病腎病變惡化。

舉例來說，在很晚的時間點吃晚餐，導致血糖在睡覺時上升，血糖值因身體不動而難以下降。此外，零食常吃甜食的人往往攝取過量的醣類，無法消耗的醣類最後囤積成內臟脂肪，進而引發高血糖。

吃飯很快的人也要特別注意。吃飯太快會因為胰島素來不及分泌，造成血糖急速升高。飯後血糖飆高

也會傷害血管，加速動脈硬化，因此吃飯請細嚼慢嚥。

最後，運動不足也是造成糖尿病腎病變惡化的習慣之一。運動能夠消耗能量，促使血糖下降，進而減少內臟脂肪。

你現在正過著讓糖尿病腎病變惡化的生活嗎？請重新檢視自己的日常生活吧。

（川村哲也）

造成糖尿病腎病變惡化的危險要素

造成糖尿病腎病變惡化的主因就藏在日常生活中。以下將介紹其中4項常疏忽的項目，只要小心注意這些生活習慣，就可以減緩糖尿病腎病變加劇。試著重新檢視自己的生活吧！

太晚吃晚餐

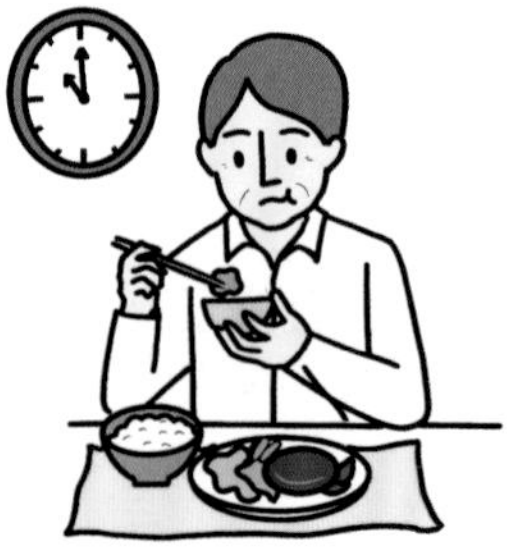

將近睡前才吃晚餐，導致身體無法消耗糖分，恐怕會引起高血糖。晚餐最晚要在睡前4個小時前吃完。

吃甜食

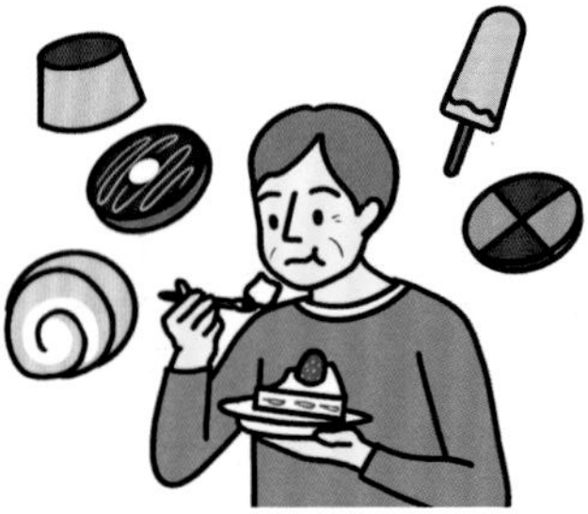

吃甜食會導致血糖難以下降。肚子真的很餓時，請選擇醣類較少的食物。

吃太快

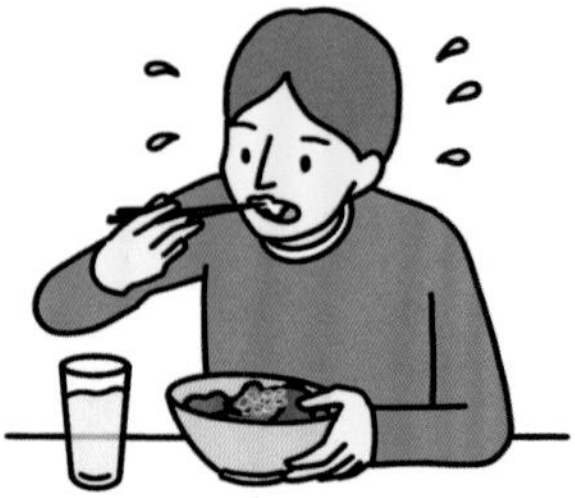

進食太快而缺乏咀嚼，食物進入體內後造成血糖迅速升高，非常危險。請記得一口要咀嚼30次。

運動不足

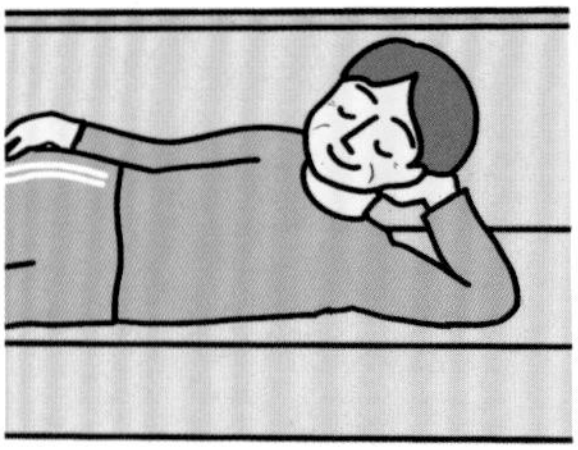

一直在房間裡躺著，或是只搭電梯、不走樓梯，身體會因為運動不足而無法消耗糖分。

高血壓性腎硬化的起因

隨著高齡化社會而增加！不容易出現尿蛋白，導致延遲發現病症

洗腎原因的常見順序是：
①糖尿病腎病變
②慢性腎絲球腎炎
③高血壓性腎硬化

日本近二十多年來，高血壓性腎硬化的患者逐漸增加（以下以腎硬化表示）。

腎硬化的洗腎人數位居糖尿病腎病變、慢性腎絲球腎炎之後，排在第三位，占13．0%（二〇一三年）。

腎硬化的主因，是因為動脈硬化造成腎臟動脈變硬。動脈硬化會隨著年齡增長而加劇，患者增加的背後原因之一，是來自高齡化問題。

即使是身體健康的人，負責過濾血液的腎絲球還是會隨著年齡增長而漸減。一旦腎絲球數量減少，留下的腎絲球就得連同消失的腎絲球的份，一起努力過濾血中毒素。

剩餘腎絲球的血壓因此增高，導致過度過濾。腎絲球膨脹變大到異常的程度。

過度過濾的情況持續下去，將導致組成腎絲球的細胞受損，腎絲球逐漸崩毀。

腎絲球一旦崩毀就無法恢復原狀，由於內部的血液無法流動，剩餘腎絲球的負擔更是加重。

再加上動脈硬化加劇，腎絲球的血流變差，導致整顆腎臟萎縮。

動脈硬化情形會隨著年齡增長而增加，因此腎硬化也會隨著高齡化而增加。事實上，開始洗腎的腎硬化患者平均年齡是75歲高齡。

相對而言，糖尿病腎病變患者平均年齡是67歲，慢性腎絲球腎炎為66歲（皆為二〇一三年數據）；腎硬化患者平均年齡較高的原因之一，是因為腎硬化的惡化速度較慢，患病到洗腎之間的時間較長。

腎硬化與動脈硬化息息相關，即使高血壓或血脂異常患者現在的腎功能數值在標準值，比如肌酸酐值或尿素氮值，腎硬化的發病機率還

腎臟中的腎絲球萎縮
導致腎硬化

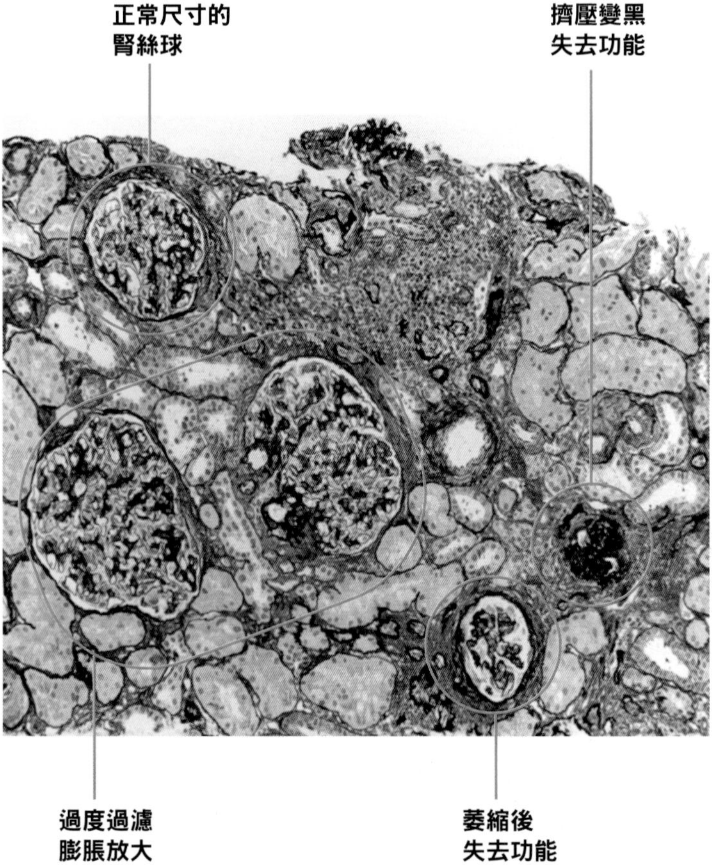

腎硬化加劇的腎臟照片。圖中的黑色小物質，是持續過度過濾後喪失功能的腎絲球，其下方的腎絲球正在萎縮並失去功能。其他腎絲球會為了替補失能的腎絲球而異常膨脹。

是很高。

在健康檢查中，被告知血壓、膽固醇或中性脂肪值較高的人，先從前述疾病治療才能預防腎硬化。

腎硬化初期不會排出尿蛋白，因此重要的是不能對高血壓或血脂異常置之不理。

惡性腎硬化可能引起眼底出血的併發症

腎硬化分為兩大類，分別是輕症到中症高血壓發病的良性腎硬化，以及舒張壓130公釐汞柱（mmHg）以上者罹患的惡性腎硬化（舒張壓標準值是低於90公釐汞柱）。

高齡者大多是良性腎硬化，但除了輕度蛋白尿及顯微鏡驗出的血尿之外，患者不會出現自覺症狀。

然而，即便名稱上是「良性」腎硬化，腎硬化加劇還是會導致腎衰竭，最終必須洗腎，因此早期治療非常重要。

另一方面，惡性腎硬化多好發於30至40多歲的年輕世代。

重症高血壓會造成腎臟功能迅速惡化，是惡性腎硬化的一大特徵。惡性腎硬化加劇，會導致腎臟的細血管壞死或引起血管炎。

除此之外，動脈硬化加劇、血管變窄後，腎功能障礙會迅速惡化，出現血尿、蛋白尿、尿沉渣（尿的沉澱物）異常，以及頭痛、噁心、想吐等症狀。

再加上，一旦高血壓使視網膜的微血管動脈硬化加重，就可能發生眼底出血或視網膜水腫（浮腫）等視力障礙併發症。

雖然高齡患者較多的良性腎硬化也與動脈硬化有關，但動脈硬化的可怕之處在於提高心肌梗塞或腦中風的罹患風險。腎硬化患者也必須特別注意這些併發症。

事實上，除了腎硬化之外，慢性腎臟病也與心臟病有密切關係。

這個概念又稱為「心腎相連」，醫學統計上已明確得知，腎功能愈差的患者，罹患狹心症、心肌梗塞、心臟衰竭等心臟病的死亡率愈高。

相較於糖尿病腎病變，腎硬化患者從發病到開始洗腎的時間更長，然而只要腎硬化一發病，病情就會持續惡化。

不要輕忽腎硬化的警訊，及早開始治療最重要。

（川村哲也）

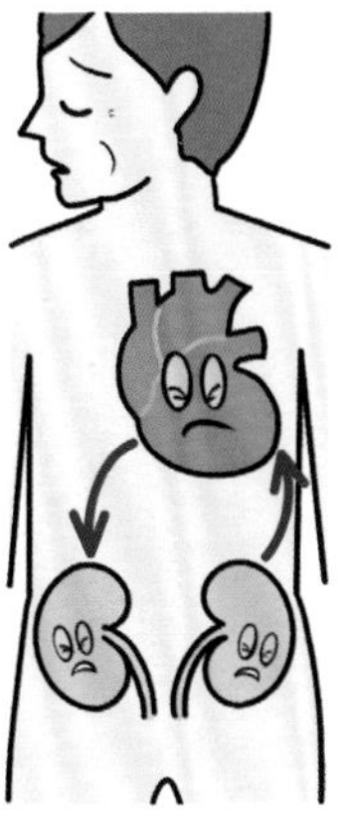

首要目標為降低血糖，飲食減鹽減量，避免過度飲酒，不累積生活壓力！

日常不累積壓力 減少外食次數

高血壓性腎硬化（以下以腎硬化表示）的主要因素，是加速動脈硬化的高血壓及血脂異常。尤其高血壓容易增加腎臟血管的負擔，不僅是導致腎硬化的直接原因，還會加速各種慢性腎臟病惡化。

腎硬化患者跟糖尿病腎病變患者一樣，目標血壓值是收縮壓低於１３０公釐汞柱，或是舒張壓低於80公釐汞柱。

每日排出超過１公克尿蛋白的人，為了避免腎功能下降，以收縮壓１２５公釐汞柱或舒張壓75公釐汞柱為目標。

若要改善高血壓，飲食分配、適度運動、減輕壓力都很重要。

在飲食方面，鹽分是引起高血壓的一大原因，所以減鹽是最重要的功課。尤其外食有許多高鹽菜色，經常外食的人最好減少次數。

另外，喝酒會讓血管擴張，因此血壓會暫時下降，但繼續喝酒卻會引起高血壓。有喝酒習慣的人最好每週讓肝休息兩天，不要過度飲酒。

另一個導致血壓上升的原因是肥胖。肥胖不僅導致高血壓，還會引發血脂異常或糖尿病，光是肥胖就能使腎功能惡化。健康檢查診斷出代謝症候群的人請開始減重吧。

假如患者的家庭或家族中有人罹患高血壓，因為遺傳基因的關係，便無法單靠改善生活習慣來降低血壓，這時就需要服用降血壓藥。

倘若調整飲食與運動還是無法達到標準值，也必須採降壓治療。

腎硬化的降血壓藥跟糖尿病腎病變一樣，ＡＣＥ抑制劑和ＡＲＢ是第一選擇。

兩種藥物的功能都是抑制血管收縮素II提高血壓，不僅能降低全身血壓，還能避免腎臟中腎絲球內部的血壓升高。

高血壓性腎硬化症惡化的危險要素

造成腎硬化症惡化的主要原因大多潛藏在生活習慣中。「沉默的器官」腎臟很能忍耐，因此不少病例是在症狀非常嚴重時被發現，我們平時應多多留意。事先了解哪些生活習慣會造成腎硬化或病情惡化，預防與改善很重要。

飲酒過量

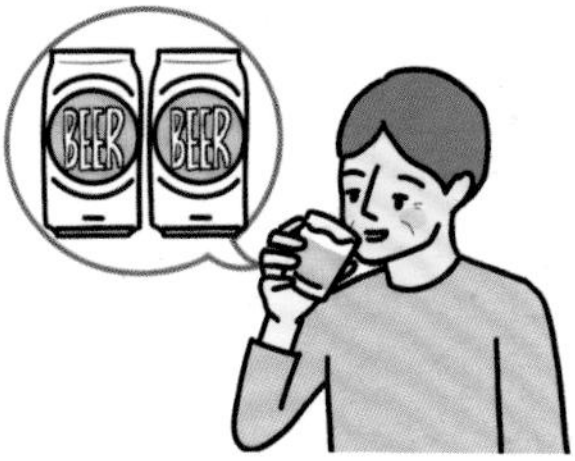

攝取大量酒精會造成血壓升高，必須注意。腎臟病患者的飲酒量，罐裝酒最多2瓶、日本酒1合、紅酒杯2杯，但還是要掌握自己適合的量，不可以喝太多。

生活壓力大

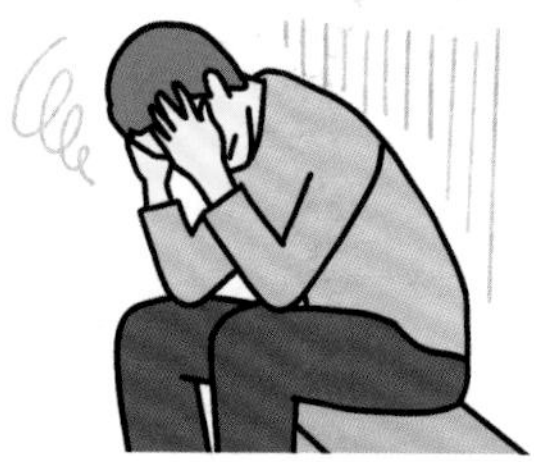

平常生活壓力大，很容易引起高血壓，進而導致腎硬化。請找到適合自己的舒壓方式。

家族中有許多高血壓患者

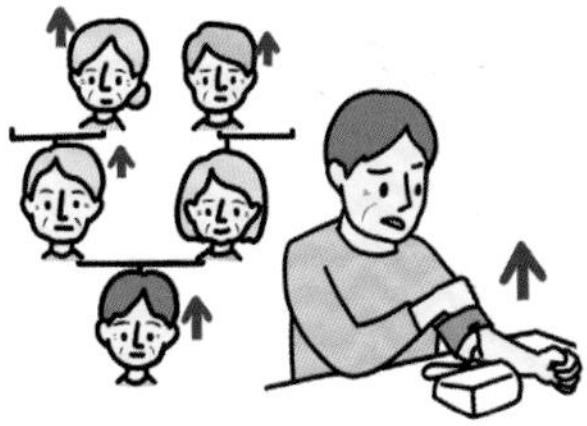

因遺傳而容易罹患高血壓的人也要多加注意。每天測量血壓並及早控制，可以儘量降低老化伴隨的患病風險。

經常吃外食

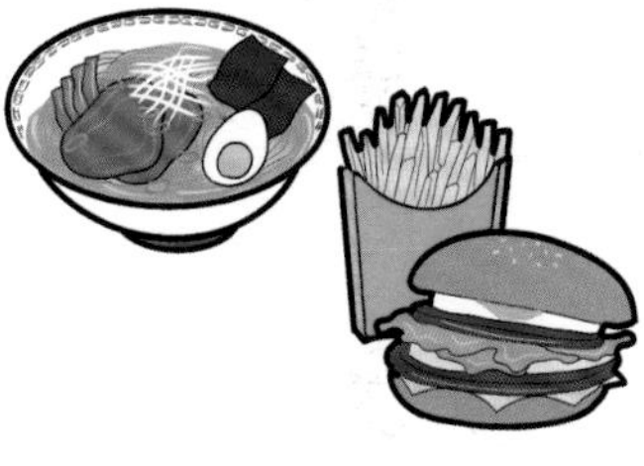

外食往往有高鹽、高熱量的問題。腎臟疾病患者的每日鹽分攝取量目標是不超過6g。請不要喝外食的麵湯，不要吃醃漬物。

當腎硬化等慢性腎臟病分期超過G3a時，必須嚴格執行限制蛋白質的飲食療法。如果是分期G1或G2，還有機會改善腎功能，請務必透過健康檢查加以確認。（川村哲也）

何謂慢性腎絲球腎炎？

IgA腎病患者最多，退休世代罹患人數迅速增加。腎功能障礙可能加速惡化，應注意血尿或其他異狀

系膜細胞發炎進而發病

慢性腎絲球腎炎是IgA腎病、膜性腎病變、膜性增生性腎絲球腎炎、狼瘡性腎炎等疾病的統稱，又稱為慢性腎炎症候群。

細菌等抗原，和免疫細胞受刺激產生的抗體，兩者聚合後就是免疫複合體；免疫複合體在腎絲球微血管壁沉積將引發膜性腎病變。

膜性增生性腎絲球腎炎是因腎絲球微血管壁變厚，系膜細胞增殖而發病，多造成血液過濾功能下降。

另外還有其他原因，比如膠原疾病造成發病，發病的方式非常多種。

日本近年來，有愈來愈多60世代罹患IgA腎病。

包括日本人在內，IgA腎病是亞洲人的常見疾病。原發性腎絲球腎病是腎臟病引起的疾病，而IgA腎病是患者最多的一種原發性腎絲球腎病。

以前常有20世代的年輕人罹患IgA腎病，現在患者最多的年齡層是30世代，但近年60世代患者緊接在後，人數正逐漸增加。

IgA腎病發病的20年期間，有30～40%的患者開始進行人工透析。但是發病初期幾乎沒有症狀，患者可能因腎功能正常而太晚發現。

其中也有不少患者健康檢查驗出血尿或蛋白尿，才終於發現病情。

腎臟腎絲球分布的微血管裡，之間有一種細胞稱為「系膜細胞」。

IgA腎病是一種系膜細胞發生炎症的腎臟病，伴隨血尿、蛋白尿、浮腫或高血壓等症狀，並且持續一年以上，腎臟功能亦逐漸下降。

IgA是一種蛋白質，功能為保護喉嚨、支氣管與腸胃的黏膜，並抵禦外敵。IgA腎病的發病原因，是因為IgA在腎臟沉積後發生炎症所引起。

那麼，為什麼IgA會在腎臟沉

IgA腎病是血管內的炎症疾病

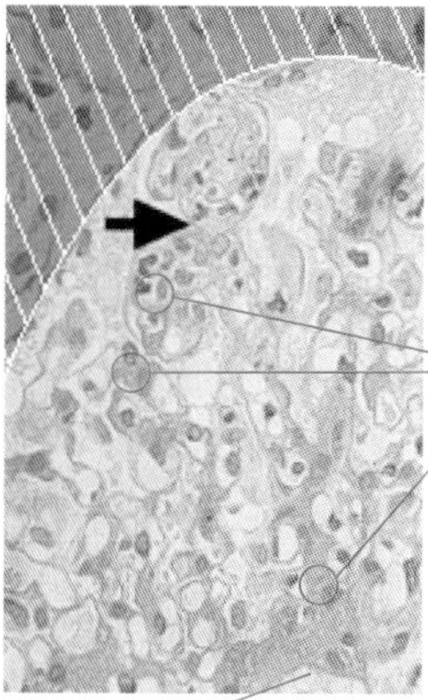

1 發生炎症

IgA在腎絲球內的微血管中沉積，並在箭頭處（➡）發生炎症。血管會在發炎加重後破裂，可能出現血尿。

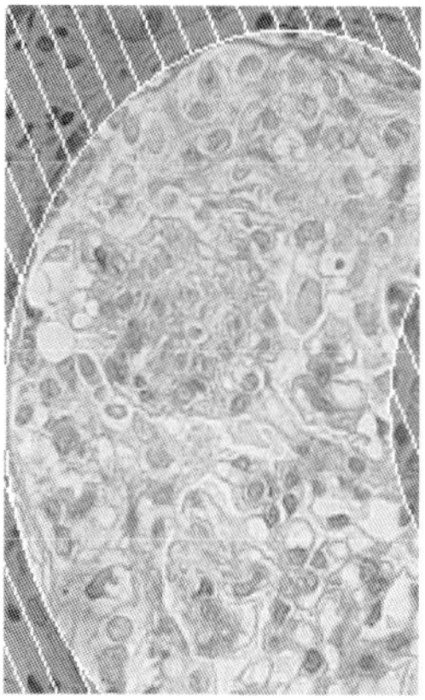

2 細胞增殖 新月體 壓迫腎絲球

微血管壁因為IgA發炎而破裂，細胞在包裹腎絲球的鮑氏囊中增殖，並生成新月體。左圖是新月體壓迫腎絲球的微血管，造成血流變差的情況。

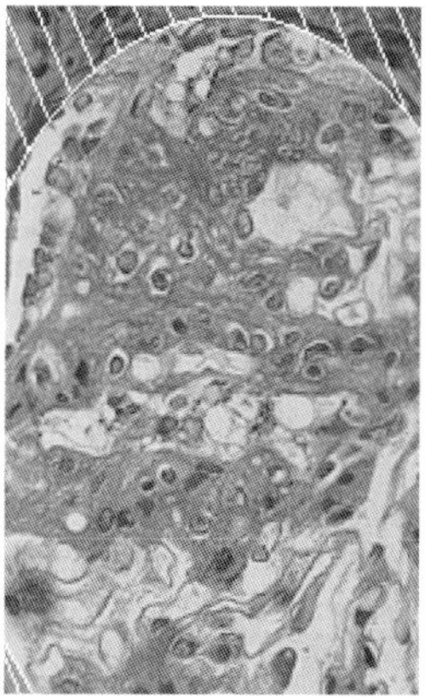

3 微血管破裂

腎絲球受到新月體的壓迫，導致微血管破裂（照片黑色區塊）。微血管破裂變硬，最後腎絲球失去功能，腎功能下降。

積呢？其實IgA腎病有很多不明之處，原因至今尚未明朗。但目前醫學界認為，有可能與慢性扁桃腺炎之類的上呼吸道感染有關。

臨床發現，有許多病例在移除IgA腎病患者的扁桃後，蛋白尿和血尿症狀就消失了。

此外，歐美醫學界也發表過腸道免疫異常導致發病的研究成果。

治療關鍵仍在於早期發現病情

IgA腎病發現病情的契機，往往是患者罹患扁桃腺炎或腸炎，排出可樂色的血尿，但會在2～3天後消失，有些人會因此置之不理。

當然也有許多病例因為血尿無法以肉眼觀察，必須透過顯微鏡檢測才能發現，因而導致病情惡化。為了早期發現IgA腎病，健康檢查中的尿液檢查非常重要。

血液中的IgA值每公合超過315毫克（mg／dℓ），表示極有可能罹患IgA腎病；為了正確診斷，需進一步採行腎臟穿刺切片檢查。腎臟穿刺切片檢查是慢性腎絲球腎炎、腎病症候群中的必要檢查項目，醫師使用穿刺針穿過腎臟，採取組織並進行檢查。

雖然患者最少需要住院4～5天，但這卻是醫師決定治療方法的重要檢查。

如果IgA腎病的病情加劇，出現一天排出1公克以上的尿蛋白、血壓的收縮壓高、腎功能下降等症狀，就表示惡化速度加快了。

患者出現這些症狀時，就必須開始早期治療，密切注意。

不過，由於腎上腺皮質類固醇對IgA腎病很有效，特別是點滴注射，有些病患在早期得到緩解。

除此之外，如果是慢性上呼吸道感染等疾病，醫師會執行手術，將產生IgA的扁桃腺切除。

當然，IgA腎病跟其他腎臟病一樣，必須執行降血壓治療以免血壓升高。

日本確實執行前述治療方法後，IgA腎病為首的慢性腎絲球腎炎洗腎人數，目前正在逐年減少。

日本一九八〇年代初期，開始洗腎的腎臟病患者中，有六成以上來自慢性腎絲球腎炎，二〇一三年已減少至18・8％。

不過，其他腎臟病也一樣，為了避免洗腎，應該及早採取因應措施。讓我們一起定期檢查，確認是否有血尿或尿蛋白吧。

（川村哲也）

慢性
腎絲球腎炎／
腎病症候群

注意引起水腫的腎病症候群！可能因感染導致發病，日常需保持免疫力

務必勤洗手多漱口、不吸菸 積極解決睡眠不足

在慢性腎絲球腎炎中，有些疾病會引發腎病症候群的狀態。

腎病症候群患者的尿液持續排出大量蛋白質，血液處於蛋白質不足的狀態。

原發性腎絲球腎病由腎臟病所引起，共有四大類型。分別是好發於30至50世代的膜性腎病變，兒童至20世代的膜性增生性腎絲球腎炎，兒童至年輕成人的微小病變腎病症候群，以及發病不分年齡層的局部性腎絲球硬化症。

其中一項自覺症狀是嚴重水腫。由於血液中的蛋白質減少，體液更容易從血管溢出，導致全身性水腫。

此外，肝臟製造血中不足的蛋白質時，也會同時生成膽固醇。所以血液當中的膽固醇會隨之增加，造成血脂異常。高蛋白尿、低蛋白血症、水腫、血脂異常是腎病症候群的四大症狀。

膜性腎病變引發腎病症候群，腎臟的靜脈可能形成血栓，導致引發腎靜脈栓塞併發症，或是發現惡性腫瘤，也就是引起膜性腎病變的原因。為避免膜性腎病變的這些危險，建議在腎病症候群惡化前進行治療。

除此之外，腎臟病還會引起各式各樣的併發症。為避免罹患併發症及腎臟病惡化，在日常生活中提高警覺是很重要的事。

病毒感染是造成慢性腎絲球腎炎的原因之一。平時勤洗手、多漱口，不僅能防止感染發生，還能預防慢性腎絲球腎炎。

此外，長期睡眠不足而累積疲勞會導致免疫力下降，更容易發生病毒感染。

吸菸會加速慢性腎絲球腎炎的惡化。吸菸次數增加，將提高腎功能惡化風險，因此不抽煙十分重要。

慢性腎絲球腎炎不同於糖尿病腎病變、高血壓性腎硬化，發病原因與生活習慣無關。

不過，還是有一些通用的防止病情惡化方法。尤其是針對高血壓的對策，以減鹽為首的飲食療法是避免洗腎的必做功課。請從調整自己的飲食生活開始改善吧。

（川村哲也）

慢性腎絲球腎炎惡化的危險要素

有關慢性腎絲球腎炎的病因和症狀，目前尚有許多不明之處。但是，為避免罹患慢性腎絲球腎炎，不讓病情惡化，有些注意事項我們自己就能辦到。請記得每天都要留意，養成健康護腎的生活型態。

不洗手、不漱口 未做好預防感染措施

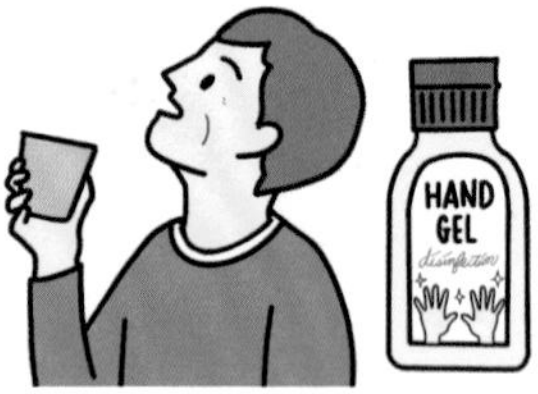

慢性腎絲球腎炎患者應小心感染。洗手和漱口不能馬虎，也可以使用市售的攜帶型酒精消毒液。

一天抽菸超過10根

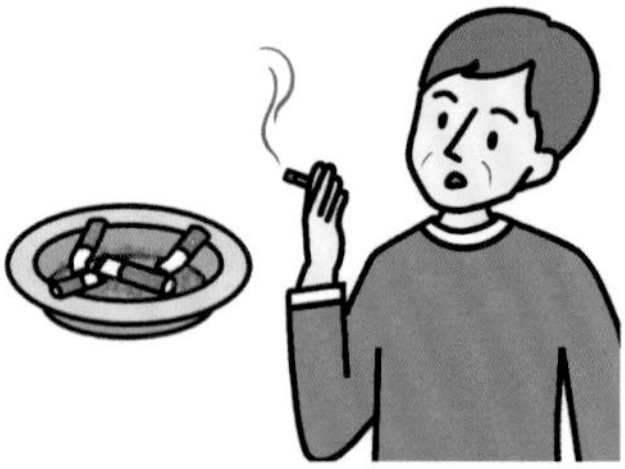

吸菸會造成腎臟血流量減少，對微血管造成嚴重傷害。吸菸會加速腎臟病惡化，不想終生人工透析就不該抽菸。

近期持續睡眠不足

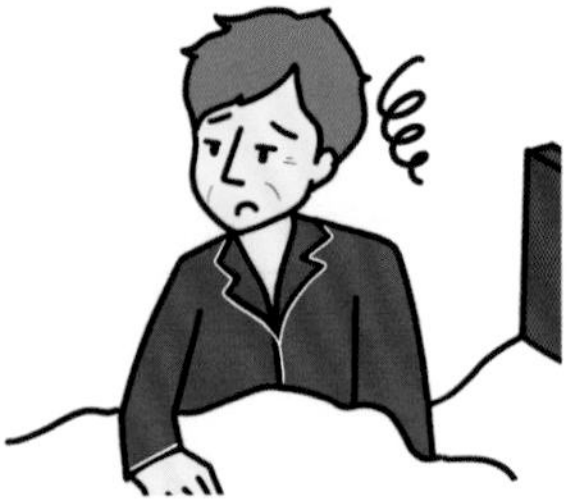

睡眠不足或其他不規律的生活模式會造成免疫力下降，免疫力下降容易引發感染問題，生活記得要規律。

喜歡吃含普林的食物

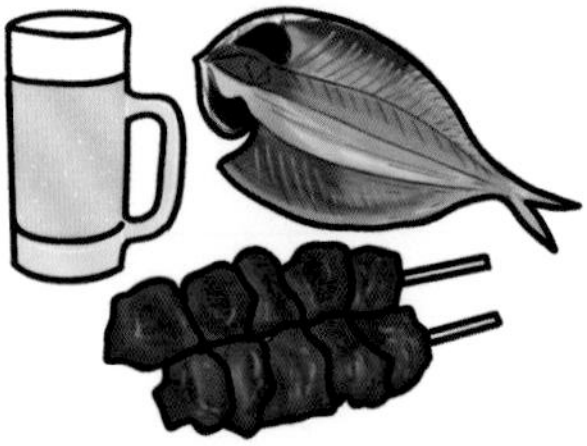

喝太多啤酒，吃太多動物肝臟、竹筴魚乾等高普林的食品，尿酸因此增加，加重腎臟過濾功能的負擔。

PART 2

預防糖尿病併發症「腎病變」！打造不洗腎的生活節律

哈佛大學醫學部客座教授
根來秀行

東京有明醫療大學教授
川嶋 朗

銀座泰江內科診所院長、理事長
泰江慎太郎

Medical Plaza小岩站院長
竹內雄一郎

旭川醫科大學教授、醫學博士
松本成史

西田亙糖尿病內科診所院長、醫學博士
西田 亙

（依刊登順序）

鍛鍊手臂肌肉

推牆伏地挺身

每日建議練習量＝
1組（10次）

簡易訓練
第1天

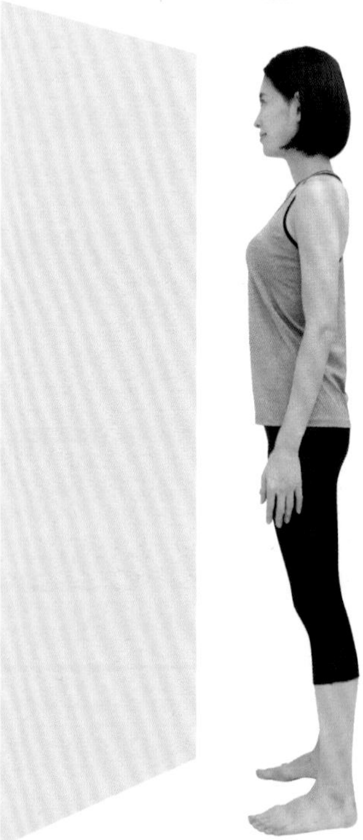

1 站在牆壁前

站在離牆壁約一步的距離，雙腿打開與肩同寬。

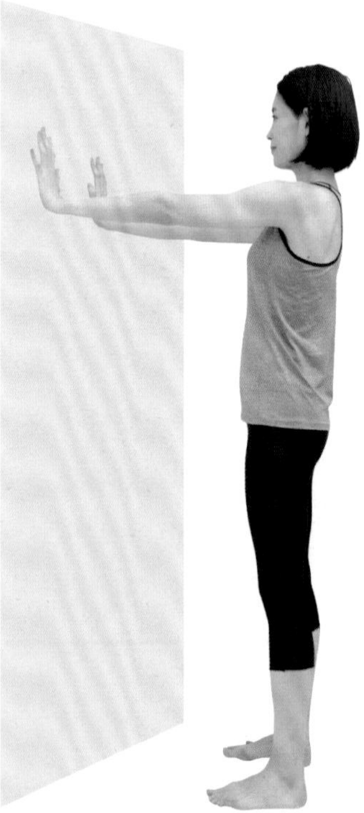

2 雙手撐牆

兩手臂往前伸到肩膀的高度，手掌碰牆。

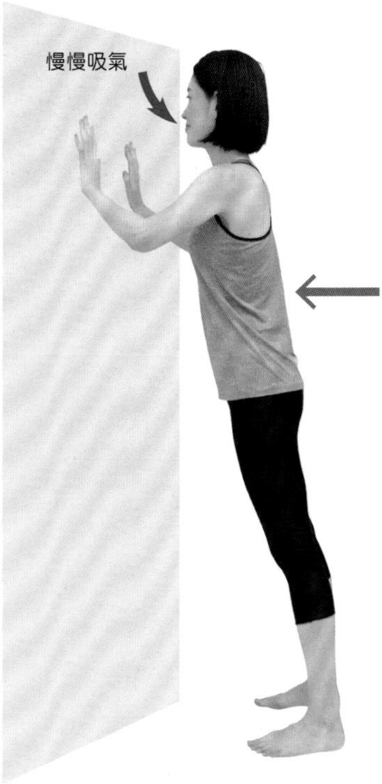

3 一邊吸氣，一邊彎曲手肘

鼻子慢慢吸氣，雙手手肘慢慢彎曲（雙腳保持不動，手肘不碰牆）。

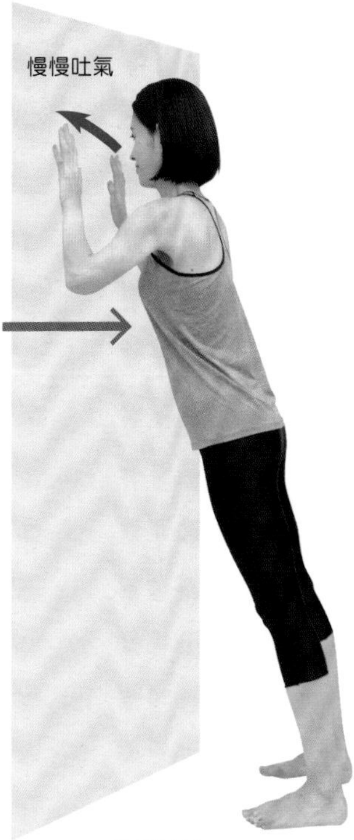

4 一邊吐氣，一邊伸展手肘

完成吸氣後，一邊用鼻子慢慢吐氣，一邊伸展兩手肘，回到姿勢2。

※一邊用鼻子呼吸，一邊彎曲伸展手肘（3～4），重複10次。

適度鍛鍊肌肉
復原微血管促進增生

現代人大多飲食過量，而且往往有運動不足的傾向。不活動身體，肌肉的血流量會減少，這就是造成微血管減少的一大原因。

雖然微血管本來就會隨著老化而減少，但運動不足者的微血管更容易減少。

微血管的血流量不僅會在血液濃稠時減少，也會在緊張或寒冷等壓力下減少。

血流量減少原本是身體依據體內情況或外部環境調整的一種保護機制，然而在攝影檢查下，會發現血液不流動的微血管無法在圖片中清晰成像，無法確認其存在，

鍛鍊體幹肌肉

腹部旋轉

簡易訓練
第2天

每日建議練習量＝1～2組

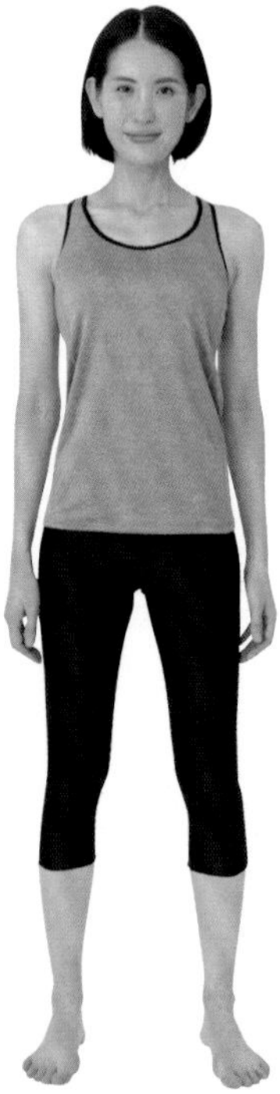

1 身體自然站立

雙腳打開，與肩同寬。

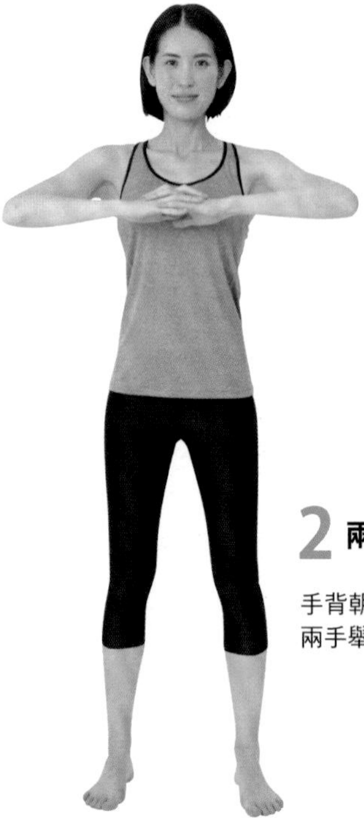

2 兩手交握

手背朝上，手指交握，兩手舉到胸部的高度。

這就稱為「幽靈化」現象。

身體一直不使用這些幽靈血管，最後血管就會真的消失了。這就是微血管消失的機制。

不過我們不必灰心。微血管並不是只會變少，只要加強血液循環，依然能恢復或增加微血管。幽靈化的微血管也可以恢復原狀，還能製造新的微血管。

想增加微血管的方法就是要多運動，尤其應該培養鍛鍊肌肉的習慣。運動可以加強血液循環，當肌肉需要更多的氧氣時，身體就會製造更多微血管。

請判斷自己的肌力，練到有點緊繃的程度就可以有效鍛鍊肌肉。

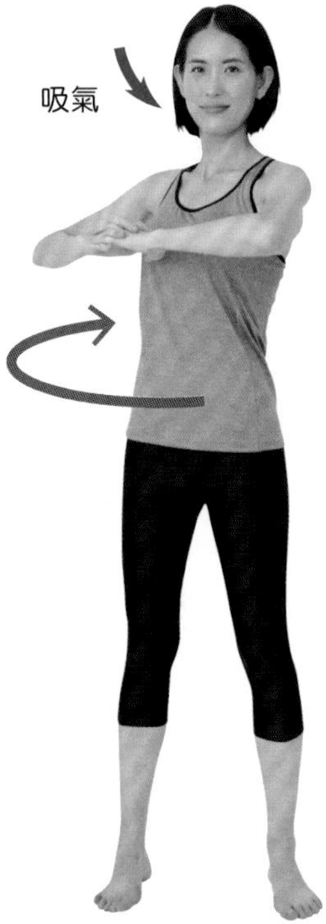

3 一邊吸氣，一邊轉動身體

一邊用鼻子吸氣，交握的手一邊慢慢水平轉動。臉繼續朝向正面，並且轉動腹部。

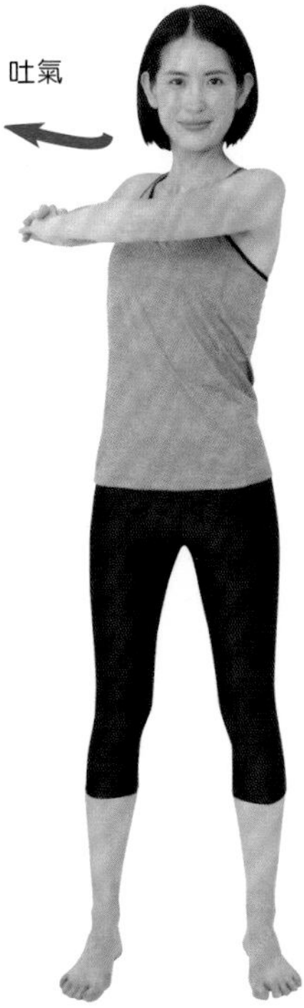

4 轉動腹部，維持30秒

轉動腹部後，用鼻子吐完氣，再用鼻子吸氣，維持姿勢30秒。
※數完30秒，回到姿勢**2**，另一側（左側）以相同方法練習。

※左右各2次為一組，每日建議練習量為1～2組。

不過，這不表示可以隨便練習。肌肉經過一定強度的鍛鍊後，雖然會因為承受負荷而受損，但卻會在修復的過程中茁壯。

肌肉需要2天以上的時間復原，因此不能每天持續鍛鍊同一部位的肌肉，應該以3天交替訓練的方式來鍛鍊其他肌肉。

建議各位練習解說中的三種簡易肌肉鍛鍊法。

請分別鍛鍊手臂、體幹、下半身，每日選擇一種運動，三種運動依序輪流反覆練習，輕鬆鍛鍊肌肉並強化微血管。

（根來秀行）

鍛鍊下半身肌肉

椅子深蹲

簡易訓練
第3天

每日建議練習量＝
1組（20次）

1 手抓著椅子站立

兩手握住椅背的扶手，
兩腿打開，與肩同寬。

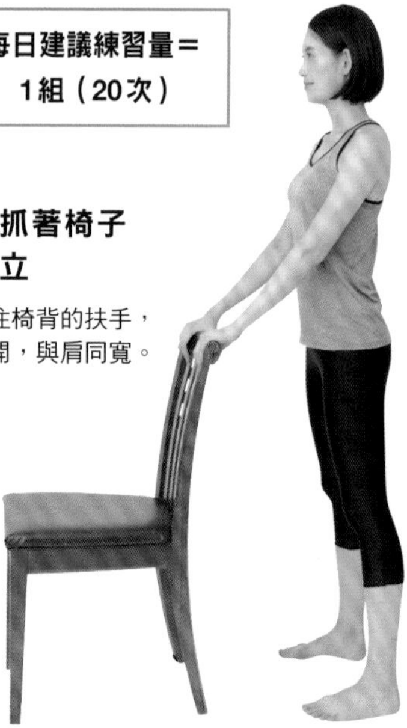

2 膝蓋彎曲90度

膝蓋慢慢下蹲彎曲90度，然
後慢慢伸展，回到姿勢1。
（背部保持筆直）

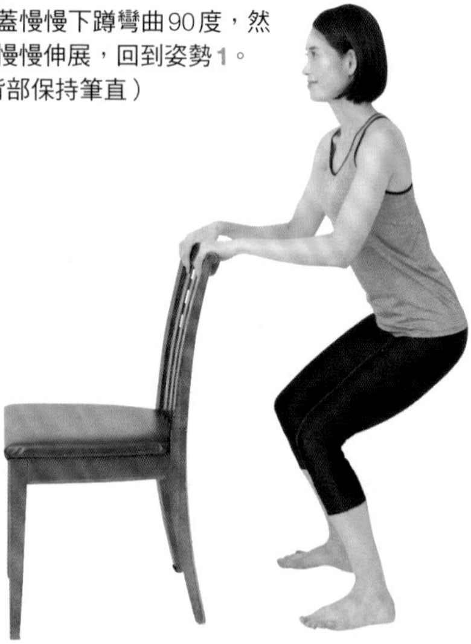

※彎曲的膝蓋不能比腳尖更往前突出。
※重複1～2的步驟20次。

⚠ 請使用牢固的椅子進行練習。

錯誤動作 ✕

●不要緊抓椅子，上半身不要前傾或弓背。

●膝蓋彎曲時不能比腳尖突出。

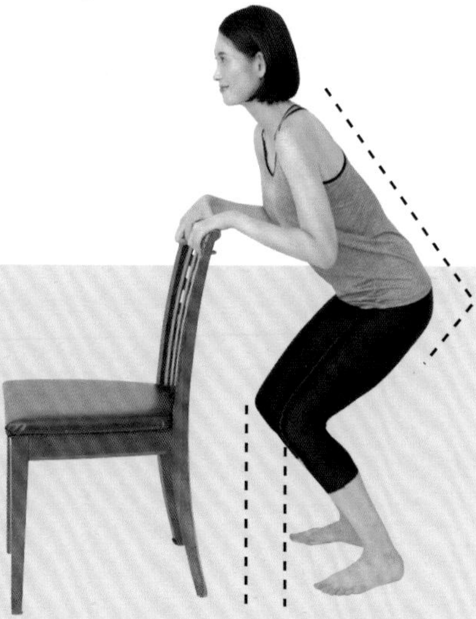

呼吸的驚人效果

調整自律神經，增加微血管的血流！為你介紹大學研究已證實效果的呼吸法

開啟肋骨下方的開關 幫助身體進入放鬆狀態

通常身體會在無意識間調節微血管的血流量，負責這項工作的系統正是自律神經。

自律神經在無關自我意志的情況下，隨時調控內臟和血管的功能，是非常重要的生命維持神經。

自律神經中有交感神經與副交感神經兩種系統，當人體試圖避開壓力時，或是正在積極活動時，身體會優先運作交感神經。

相反地，身體在放鬆休息時，則是優先運作副交感神經。

當副交感神經優先運作時，會增加微血管的血流量。

可是一般來說，即使我們想加強微血管的血液循環，也沒辦法自行改變自律神經的平衡。

不過，人的身體先天便具備一套系統，能夠依照自我意志切換自律神經開關，並優先運作副交感神經。這個系統就是——呼吸功能。

人體的呼吸運動不需要自主意識作用，可是當交感神經優先運作時，呼吸會變得又淺又快。相反地，副交感神經優先活動時，呼吸比較深而緩。

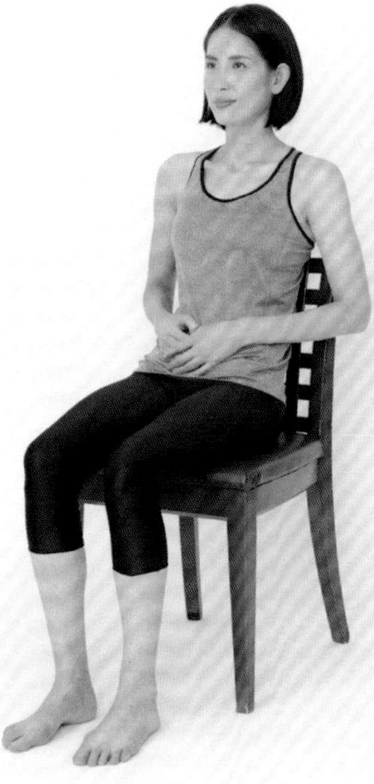

即使刻意改變呼吸方式，呼吸與

增加微血管血流量

448呼吸法

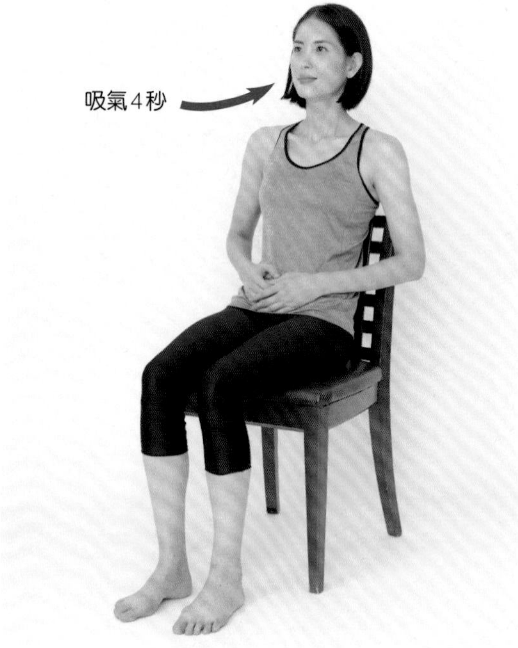

姿勢與預備動作

以放鬆的姿勢坐在椅子上，雙手交疊並輕輕放在肚臍上，做2～3次腹式呼吸，然後吐氣。

1 吸氣

鼻子慢慢吸氣4秒鐘。

神經的關係也不會改變。大家都有過緊張時深呼吸放鬆的經驗吧？

深呼吸之所以能放鬆身體，是因為下方支撐胸腔（肺部）的橫膈膜肌肉組織活動，刺激自律神經。

吸氣時，橫膈膜收縮；吐氣時，橫膈膜放鬆。

橫膈膜肌肉中遍布自律神經以及隨意神經（體神經系統），所以可以根據自我意志收縮或放鬆。

只要慢慢吐氣，慢慢放鬆橫膈膜，就能讓副交感神經優先運作。

我們在哈佛大學的研究室中使用腦波檢測儀、影像診斷儀，以及最新的自律神經檢測儀器證實了呼吸法的效果。

接下來將介紹兩種呼吸法，科學已證實具備調整自律神經平衡的效果。請每天在日常生活中練習，幫助身體增強微血管。

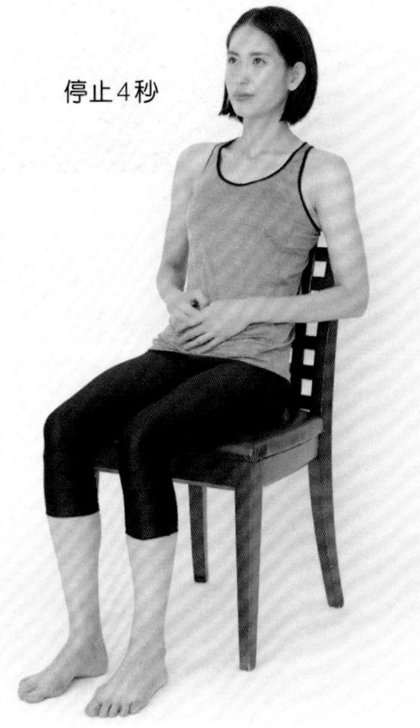

2 **閉氣**

吸氣後，保持不動，閉氣4秒。

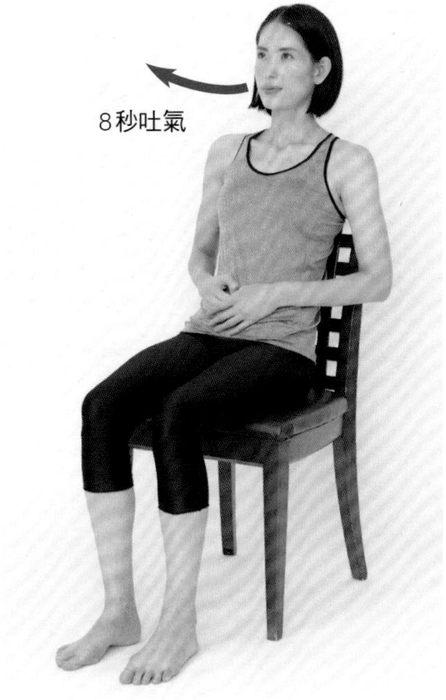

3 **吐氣**

鼻子慢慢吐氣（感覺腹部擠出空氣）8秒鐘。

※步驟1～3重複3次。一天做幾次都可以。

生活壓力大時
透過呼吸法恢復血流

如果有一點空閒時間，任何地方都能做448呼吸法。「4、4、8」的名稱意義，是指吸氣（吸入空氣）、閉氣、吐氣（呼出空氣）的建議秒數。

想讓副交感神經優先運作，最重要的動作是慢慢吐氣；第二重要的是吸氣後閉氣4秒鐘。

如此一來，就能適度提高血液中的二氧化碳濃度，紅血球的血紅素（與氧氣結合的蛋白質）更容易與氧氣分離，使新鮮的氧氣在全身細胞中順利流通。

白天感覺壓力大或很勞累時，請透過448呼吸法，喚醒副交感神經，好好休息一下吧。

（根來秀行）

讓大腦休息，提高睡眠品質
正念呼吸法

姿勢與預備動作

背部挺直，坐在椅子或地板上。

坐在椅子上的姿勢

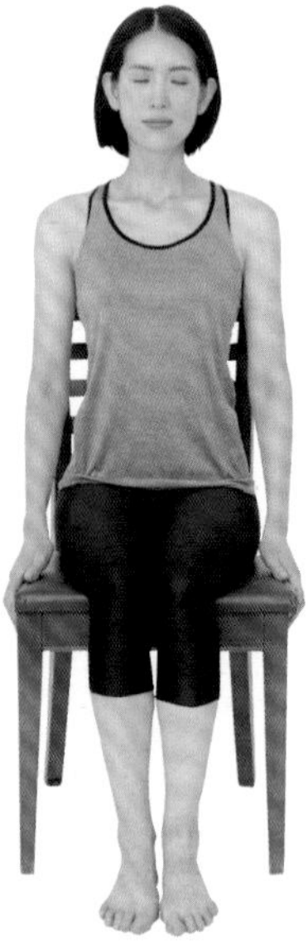

1 閉上眼睛

閉上雙眼，將意識專注在身體感覺上。

2 維持狀態，開始呼吸

不刻意控制呼吸，在原本的狀態下呼吸。將意識集中在吐氣與吸氣的過程，或是呼吸伴隨的胸部、腹部起伏。

坐在地板上的姿勢

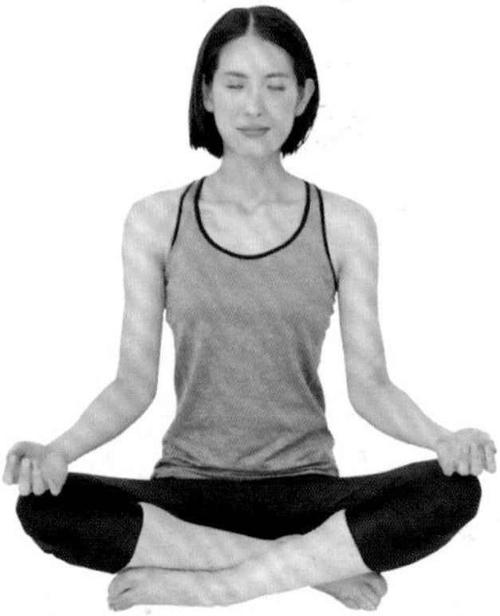

※ 依照自己的步調決定練習時間。先從 1 分鐘開始練習，熟悉後慢慢延長至 5 分鐘、10 分鐘……。
※ 當雜念升起時，在腦中想像雜念被浴巾包起來丟掉，或是被扔進垃圾桶，讓意識再次回到當下。
在重複練習的過程中，我們會逐漸增加集中意識的時間。

科學已證實正念呼吸法具有大腦組織年輕化的效果

正念呼吸法是不受雜念干擾，將意識集中在「當下」，接受當下狀態的呼吸法。雖然這是一種冥想方法，但與宗教無關，其效果已經得到科學證實。

哈佛大學醫學部的研究已證明，一天做一次27分鐘的正念呼吸，會提高大腦海馬迴的灰質（有神經細胞的部位）密度。

海馬迴與新的記憶處理有關，海馬迴功能下降有可能引起失智症。

當你感到焦慮或精神疲勞時，請在睡前或起床後做一次正念呼吸。正念呼吸可以幫助大腦休息，睡前練習還能有效提高睡眠品質。

（根來秀行）

睡眠品質決定微血管與腎臟的年輕程度，研究已證實生活節奏的重要性

血管再生與恢復 讓激素動起來

從強化微血管，預防腎臟障礙的觀點來看，每天維持高品質睡眠的習慣具有非常重大的意義。

截至目前為止，已多次重複說明改善血流就能增加微血管的觀念，這是因為微血管具備動脈和靜脈所沒有的重要功能，也就是「血管新生」作用。

雖然動脈和靜脈的總數量不會變多，但只有微血管不論幾歲都可以增加。

觀察血管的結構後會發現，動脈與靜脈中有三層構造，由內而外依序是內膜、中膜、外膜。

而微血管是內皮細胞串連形成的一層膜，外側是外被細胞（壁細胞）四處組合纏繞的構造。

當微血管受傷後，內皮細胞和血液共同製造新的細胞，發揮修復損傷的功用。

而且，外被細胞會協助內皮細胞分裂，促進損傷處修復或新血管的生成。

發揮修復力與再生力的最重要機制正是——睡眠。

人在睡眠時，體內會分泌多種負責修復與再生工作的激素。

我們入睡後，身體先分泌成長激素，幫助全身組織進行修復。

成長激素因為名稱，容易被認為是與「大人無關」的激素，其實這是天大的誤解，它是防止老化的極重要角色。

成長激素在入睡3小時左右達到最大量。接著，微血管在副交感神經的作用下擴張，成長激素乘著微血管的血流，被運送至全身組織，以維護人體各部位。受傷的微血管也在這時得到修復。

此外，與深層睡眠有關的前列腺素D_2激素也能發揮功能，減少加速動脈硬化的物質。

微血管與腎臟保持活力的高品質睡眠重點

① 睡眠時間最好滿7小時

② 早睡早起，打造激素的黃金時間

⬇

早：早起接觸陽光，重設生理時鐘

晚：悠閒地泡一泡熱水澡

善用正念呼吸法（請參考第48頁）

幫助血管在夜晚得到修復

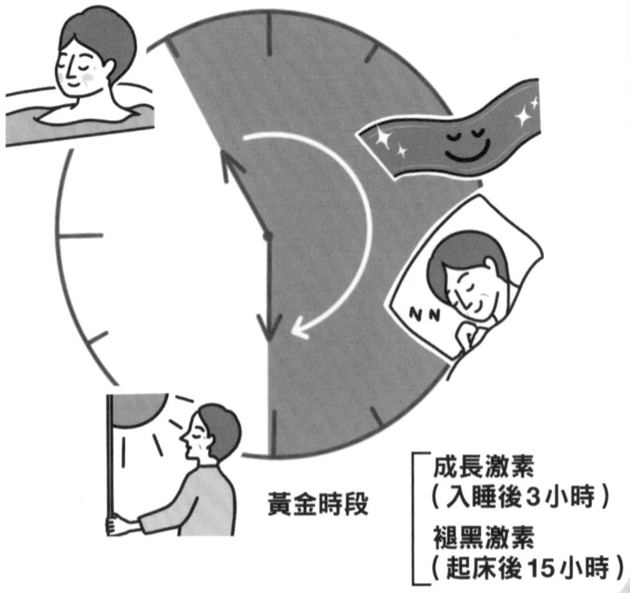

重點在於睡眠長度與睡眠時段

想要維持高品質的睡眠，關鍵要素就在於「何時就寢」。美國的最新研究已經證實，想要確保人體內分泌激素順利運作的最佳睡眠時數是7小時。

許多日本人的睡眠時間，遠比其他國家來得少，壯年期多數人的睡眠時間大約只有4～5小時。以成長激素運作並修復再生身體組織所需的時間而言，這樣的睡眠時間絕對是遠遠不夠。

不僅如此，睡眠時間也應該儘量保持規律。生理時鐘不紊亂同樣是確保體內正常運作的要務。

其中，可促進睡眠的褪黑激素能消除活性氧，而活性氧正是造成細胞受損的主要原因。褪黑激素可消除活性氧，發揮保護血管的強大抗氧化作用。

褪黑激素的特性是在早晨接觸陽光15小時後開始增加，之後幾小時內達到分泌量的高峰。

每天早上6點起床，褪黑激素大約在晚上9點開始分泌，凌晨1點左右達到分泌量高峰。

所以，只要養成固定在晚上11點就寢的規律，成長激素的分泌時間便能和褪黑激素重疊，有利於兩種激素同時運作。

如果沒辦法早起，固定在早上7點起床的人，即使在凌晨0點就寢也能達到同樣的效果。

預防老化的兩大激素互相重疊，製造「黃金時間」以發揮協同效果，就能高效修復再生微血管，維持年輕的身體。

起床時間可以說是生理時鐘的起點。只要接觸陽光，人體的生理時鐘便能重新設定，因此想要養成規律生活，早起沐浴在陽光下可說是不費力的第一祕訣。

除此之外，如果想輕鬆打造副交感神經在夜晚優先活動的環境，建議就寢前1小時悠閒地泡熱水澡。洗完澡後，請減少光線的刺激以免褪黑激素減少，在穩定的間接光下休息會更好。

因為白天太忙碌而情緒亢奮難以入眠的人，也可以搭配正念呼吸法，效果會更好。

一般認為，人無法自行控制與血流有關的自律神經平衡，或是與血管修復有關的激素分泌。

但以上方法已經過科學證實，能有效幫助自律神經和激素運作。

多多善用這些方法，保持血管健康，預防腎臟障礙。（根來秀行）

腎臟
暖暖包

利用暖暖包幫助提高腎功能！改善全身血流，回春效果極佳

東洋醫學認為腎臟是生命力的根源

在東洋醫學的理論中，腎臟（腎）是掌控生命力的內臟器官。

人與生俱來的生命能源（先天的氣）儲存在腎中，我們藉由這個能源來維繫生命。

嚴格來說，這裡指的腎並不是西醫中的腎臟，而是包含腎上腺等內分泌器官（激素相關功能），或是生殖器功能的廣泛概念。

東洋醫學中的腎退化當然包含腎功能下降，但同時也表示更年期以後的荷爾蒙紊亂或精力衰退。下半身因老化而感覺冰冷，或是頭髮、皮膚等部位的老化現象，這些都會隨著腎退化而發生。

此外，大部分的人一旦上年紀，聽力就會變差。東洋醫學認為「腎開竅於耳」，也就是腎的狀態會反映在耳朵，以此解釋老化現象。

腎衰大致而言就是老化的意思，我們可以理解為生命力下降。

儲存在腎中的生命能源，就稱為腎氣。腎氣即是先天的氣，同時代表從父母繼承後，再傳承給子女的「命」。因此，只要年紀大了，任何人的腎都會退化。

東洋醫學會針對如此廣泛的老化現象進行補腎治療。

比如八味丸之類的「補腎藥」

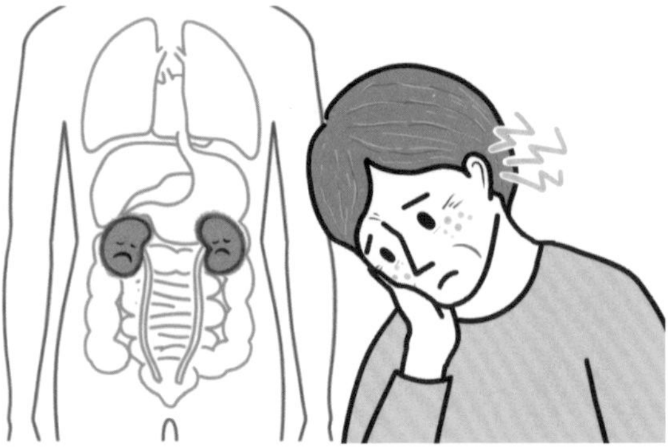

就是補充腎氣的中藥。另外，第139～141頁介紹的紅豆也被認為是補腎氣的食物。

更進一步來看，糖尿病加劇會出現併發症，導致糖尿病腎病變，腎功能因此惡化的患者不在少數。

從現代醫學的角度來看，糖尿病和腎臟病的共通點是血管障礙。東洋醫學也將糖尿病視為一種因老化而引起的疾病，對此進行補腎治療。

古人應該沒辦法觀察到血管老化才對，但他們卻能看出糖尿病與腎障礙的關聯，實在非常有趣。

針對氣虛的腎臟 藉穴道刺激補充腎氣

除了藥物和食物以外，東洋醫學的物理療法還能透過刺激穴道來補充腎氣。

其中的代表性穴位，就是腰部背面左右兩側的腎俞穴（詳細位置請參照下一頁照片）。

脊骨兩側縱向通過的經絡（氣的流通路線）稱為膀胱經，腎俞穴就位在膀胱經的上方。

這條經絡有肺俞、心俞、肝俞、胃俞，分別補充五臟六腑（東洋醫學的內臟器官）的氣。這些俞穴排成一列，而腎俞正是其中之一。

刺激腎俞的建議方法是使用「腎臟暖暖包」，在穴位附近貼上拋棄式暖暖包。

即使不太確定穴位，只要藉由暖暖包貼面加以覆蓋，就能確實發揮效果。

除此之外，寒冷冬季的低溫是健康的大敵。背部是特別容易感受低溫的部位，一旦身體覺得冷，使血管收縮的交感神經開關就會啟動，造成腎臟、其他內臟或全身的微血管血流量減少。

腎俞的位置在腎臟附近，用溫熱的暖暖包刺激腎俞，不僅能達到東洋醫學的補腎效果，還能溫熱腎臟，有效提高血液循環。

腎臟的血液循環得到改善後，自然就可以提高腎功能，順利排出毒素。而且，溫暖的血液在全身流通還能保暖其他內臟。

只要保暖內臟，就能穩定身體機能，對整個身體都有好處。

除了睡覺時間要拿掉之外，其他時間可以一直貼著腎臟暖暖包。但要注意避免低溫燙傷，請在感覺很熱的時候撕下來。

希望大家都能提高腎功能，多加運用有全身回春效果的腎臟暖暖包，幫助身體維持健康。

（川嶋　朗）

腎臟暖暖包的黏貼位置

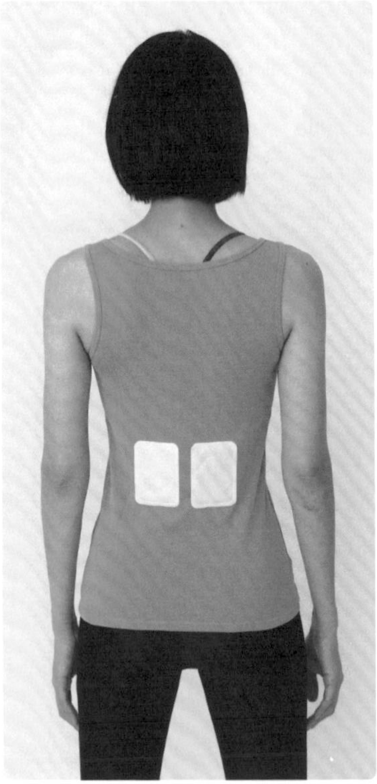

在腎俞穴左右對稱貼上黏貼拋棄式暖暖包（溫度不會太高就可以一直貼著）。但為了避免發生低溫燙傷，暖暖包應貼在衣服上，晚上睡覺時一定要撕下來。

腎俞的位置

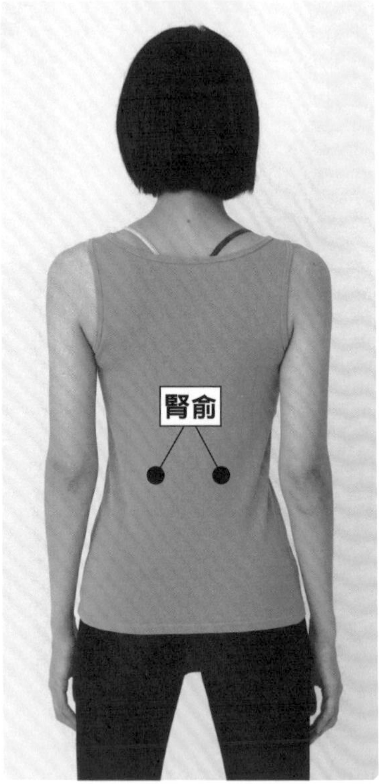

手臂在身體兩側自然放下，約在手肘的高度上脊骨中心的左右兩側，距離脊骨中心 2 根手指的地方。

練習腳跟著地運動，助骨鈣素促進胰島素分泌

飯後立刻運動 抑制血糖上升

為了預防糖尿病腎病變，除了要控制飲食之外，運動也十分重要。

尤其飯後運動可減緩血糖上升，防止血糖飆升造成血管受損，還有預防併發症的效果。

這裡提到的「飯後」是指吃飽飯後馬上行動的意思。

血糖會在開始吃飯的15分鐘後上升，在普通進食的情況下，血糖會在吃飽的15分鐘後超過上升值的高峰，所以飯後立刻運動才能發揮抑制效果。

可是話說回來，飯後也不能做太激烈的運動，所以我推薦各位練習「腳跟著地」運動，推薦理由有二。

其一是提起腳跟會用到小腿三頭肌（小腿肌肉），肌肉吸收糖分，減緩飯後血糖值的上升速度。

其二是腳跟落地時，身體會分泌促進胰島素的激素。

提供骨骼物理上的刺激，製造骨頭的成骨細胞會分泌一種叫作骨鈣素的激素。骨鈣素可以增強骨骼，是能夠預防骨質疏鬆症（骨頭易碎的疾病）的激素，不僅如此，它還具有促進胰臟分泌胰島素的功能。

下一頁將為你介紹運動方法。動作的重點是腳跟提起之後，要維持3秒不動。為了避免發生跌倒，請肌力較弱的人將手靠在椅子上練習。

（泰江慎太郎）

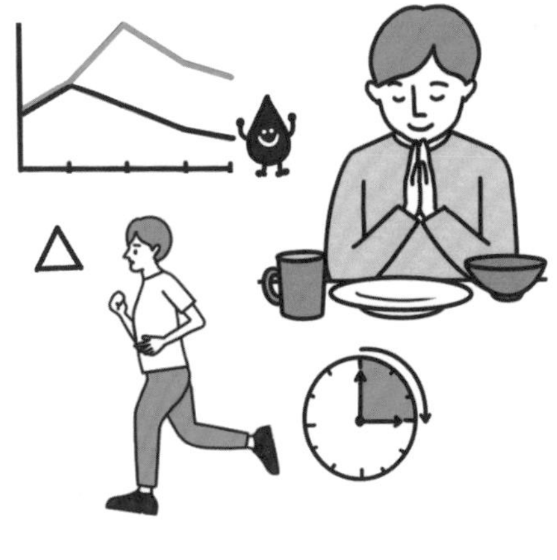

腳跟落地的做法

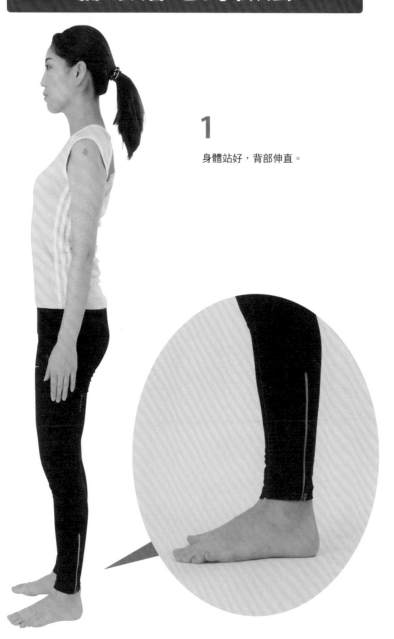

1

身體站好，背部伸直。

※一天做30次，也可以分段進行，比如3餐飯後各做10下。

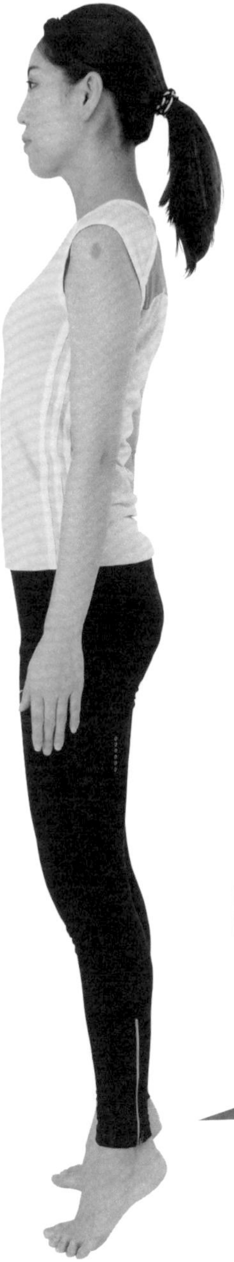

注意事項

肌力差且容易跌倒的人，請務必將手靠在椅背或桌子上，或是手放在牆壁上，運動時要特別小心以免跌倒。

2

從姿勢**1**開始，背部繼續伸直，腳跟向上提起，保持不動3秒鐘（回到**1**）。一天重複練習30次。沒辦法靜止3秒的人剛開始可以只停2秒、1秒或0秒。持續練習就能逐漸辦到。

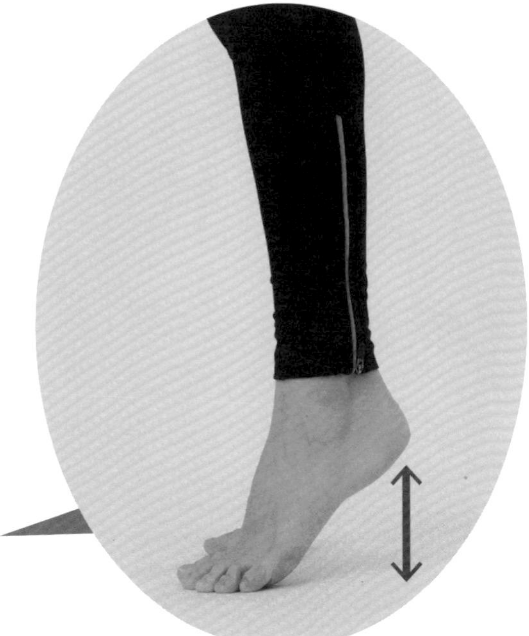

促進一氧化氮分泌以利血管擴張，防止動脈硬化的抬手體操

罹患糖尿病後血壓上升該怎麼辦？

人體會隨著動脈硬化加劇，進而引發糖尿病的併發症。動脈硬化也是造成高血壓的原因，有糖尿病的人必須同時注意高血壓的問題。

人體會自然分泌一氧化氮（NO）這種物質，可透過正常血管的內皮細胞擴張血管，增強血液循環。

但是，高血糖造成內皮細胞受傷後，一氧化氮的分泌量會下降，導致血管無法充分擴張，血壓因此升高。

此外，一氧化氮還具備修復血管損傷、保持血管柔軟的功能；也就是說，一氧化氮可有效預防動脈硬化。一般認為，患者應該藉由步行之類的適度運動增加一氧化氮。

此外，「抬手體操」可以在室內進行，是有效增加一氧化氮的運動。

廣播體操中有一個舉起手臂旋轉的動作，再加上抬腳跟的動作就是抬手體操。這是大幅度活動身體的伸展運動。

抬手體操是預防高血壓和動脈硬化的運動，只要像「腳跟落地運動」（第55頁）那樣在飯後馬上練習，就能有效減緩飯後血糖值的上升速度，建議飯後連續做這兩種運動。

持續完成兩種運動，其實只需要5分鐘的時間，不會加重腸胃的負擔。一邊看電視一邊做運動，一下子就做完了。兩種運動都很簡單，請務必嘗試練習。

（泰江慎太郎）

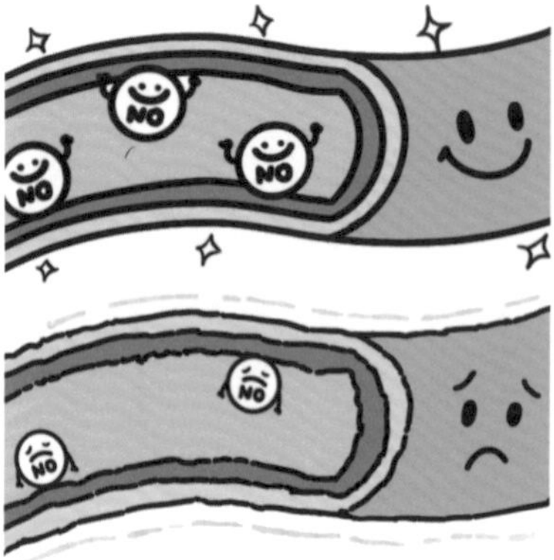

抬手體操的做法

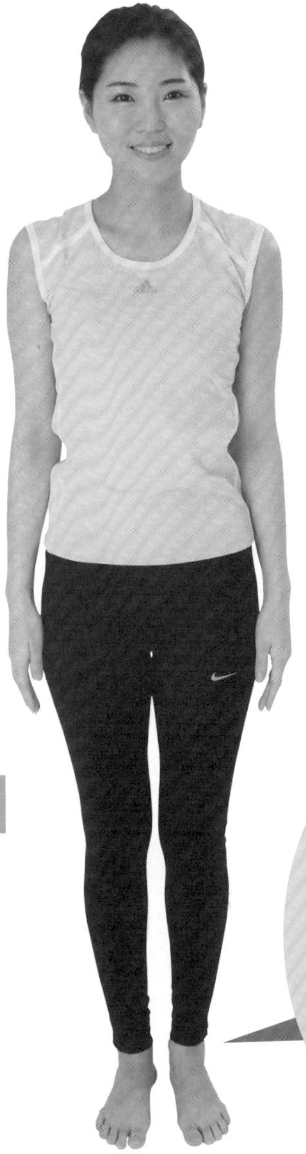

1

身體站好，背部伸直。

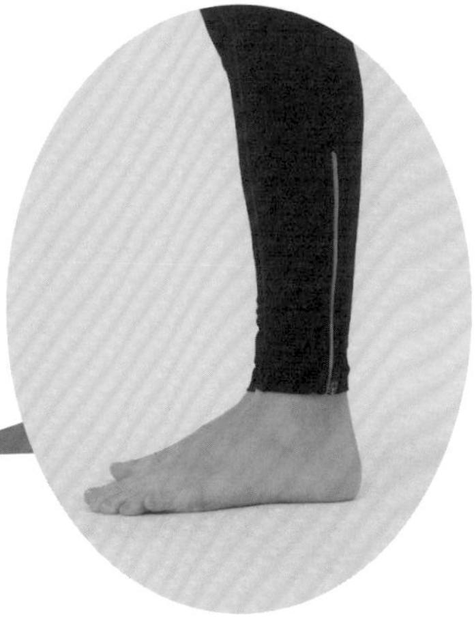

2 手臂慢慢由前往上舉高伸展，腳跟在這時抬高。手臂舉到耳朵旁邊。

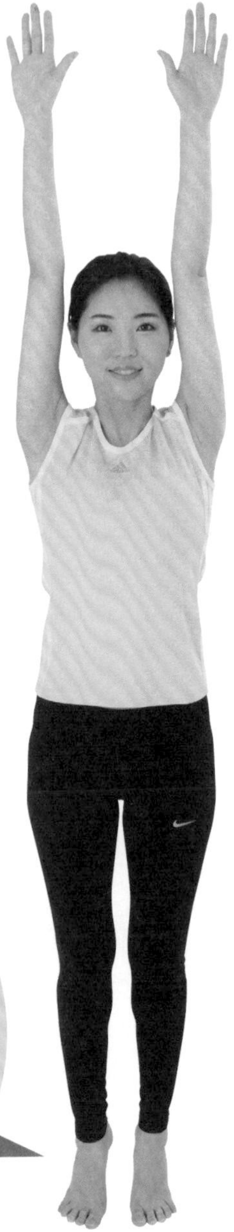

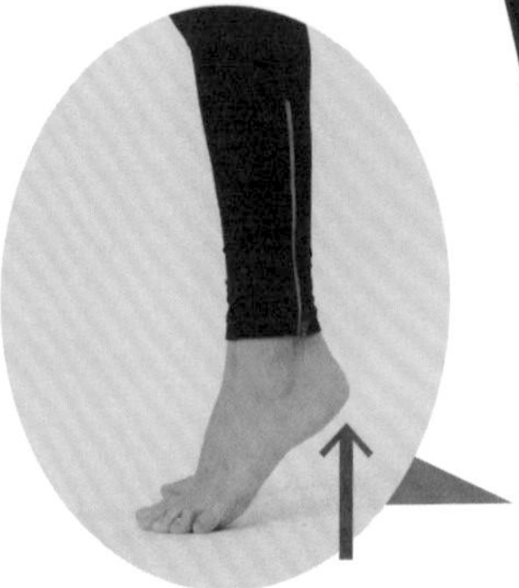

3 手臂從兩側慢慢放下，腳跟也放下。重複20次為一組，一天練習1～3組。

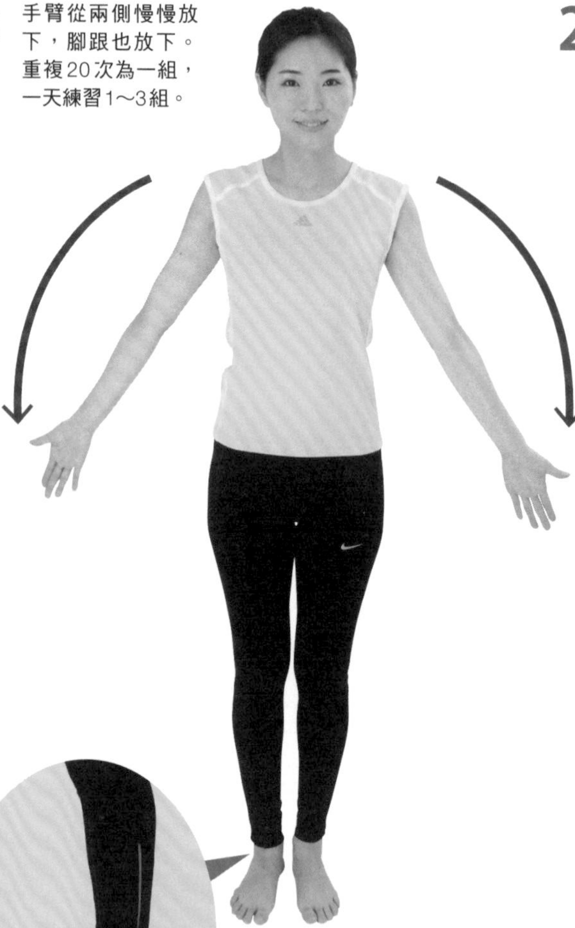

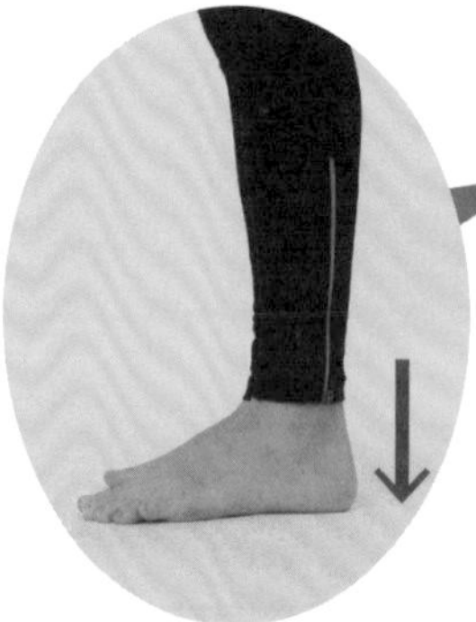

注意事項

一抬起腳跟就感覺快跌倒的人，剛開始做抬手體操時先不要抬腳跟。

抬腿
踏步運動

搭配運動才能改善肥胖引起的高血糖！建議從步行運動開始，室內原地踏步也有效

只靠飲食改善並不容易瘦下來

糖尿病會導致糖尿病腎病變，而我平時雖然要指導糖尿病患者如何飲食或運動，但其實自己也曾經差點得糖尿病。

我在研修醫師時期過著飲食不規律的生活。研修醫師也要負責在急診室值班，沒有時間慢慢吃飯。所以我總是吃咖哩飯或豬排飯這種方便進食的蓋飯，常常狼吞虎嚥，或是到了很晚才吃外食，長期過著這種生活。

這種生活持續一段時間，我的體重在一年後變成94公斤，增加了10公斤。我的身高是１７８公分，很明顯就是肥胖體型。

當時的糖化血色素值很接近糖尿病預備軍的數值。

後來我成立自己的診所，心想身為院長卻是這種身材，實在沒有說服力，於是便下定決心開始減重。

我改成在家裡吃和食，以玄米為主食，配菜則以蔬菜為主。後來漸漸覺得身體變輕盈了。

但以我的情況來說，單靠飲食也只瘦了２公斤。直到開始運動後，體重才大幅減少。

首先，我從家裡到最近的車站往返步行，單趟４公里。半年後體重下降14公斤，從94公斤變成80公斤。

後來在熟人的推薦下開始去拳擊館運動，每週練２次，拳擊是比較激烈的運動，大約過了１個小時半就會開始流汗。

我利用通勤時間走路１小時以上，持續搭配每週２次的拳擊練習，現在也持續運動，體重大約維持在70公斤出頭。

透過我自己的經驗就能發現，人不論到了幾歲，身體都會從生活習慣改變的那一刻起有所變化。多年下來，長期重複累積的飲食習慣或運動不足都會導致糖尿病。每個人

的年齡或體力各有差異，但為了讓身體達到比現在更好的狀態，我們有很多事情可以努力。先跨出第一步是非常重要的事。

飯後運動
抑制血糖值上升

然而，運動療法卻往往比飲食療法不受患者歡迎。擔任住院醫師的期間，我曾經設立慢性病患者的聚會。儘管很快就順利組成飲食療法聚會，但卻沒有半個人參加健走聚會。實際上，糖尿病患者大多也給人運動量很少的印象。

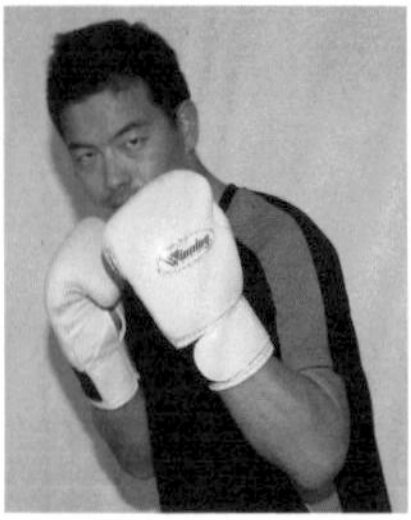

竹內醫生出於興趣而開始練拳擊，體型因此變瘦。醫生常去的拳擊館裡，也有女性為了塑身而報名。

如果是平時沒有運動習慣的初診患者，建議先一天走20～30分鐘。可以一次走完，也可以分次進行，只要加起來有達到20～30分鐘就行了。另外，走路會痛的人可以改騎腳踏車，或是在游泳池裡走動。有些人走路雖然會覺得痛，但騎腳踏車就沒有問題；游泳池裡有浮力，感到疼痛的人可以走得更輕鬆。

在戶外走路時，請選擇一雙腳跟穩定的鞋子。步行距離增加後，有時可能會腳受傷，我自己也有過類似的經驗。

除此之外，走路時最好準備計步器。只要產生「今天走了好多步」的成就感，就會更有動力走下去。

運動時間建議訂在吃飽飯後。原因有二，第一是運動可以抑制飯後血糖值上升，第二是可以減少低血糖的風險。因為糖尿病藥物作用的關係，空腹運動會造成低血糖，所以比較推薦飯後運動。

各地季節變化不同，有些地區的人沒辦法在下雪的戶外走動，住在購物中心附近的人可以嘗試在室內健走。我的患者中也有人會在車站大樓的購物中心裡從頭走到尾。

如果這對你來說還是太困難，那我建議你在室內踏步，做「抬腿踏步」運動。動作重點是大腿要舉到與地面平行的高度，並且在原地踏步。

運動時不必加快踏步的速度。如果要消耗１００大卡，快走需要25分鐘，散步則要30分鐘，兩者消耗的卡路里差不多。戶外健走也一樣，請依照自己的步調持續練習，養成每天健走的習慣就能確實改善糖尿病，預防併發症的發生。

（竹內雄一郎）

隨時都能輕鬆做！效果跟健走一樣

抬腿踏步運動的做法

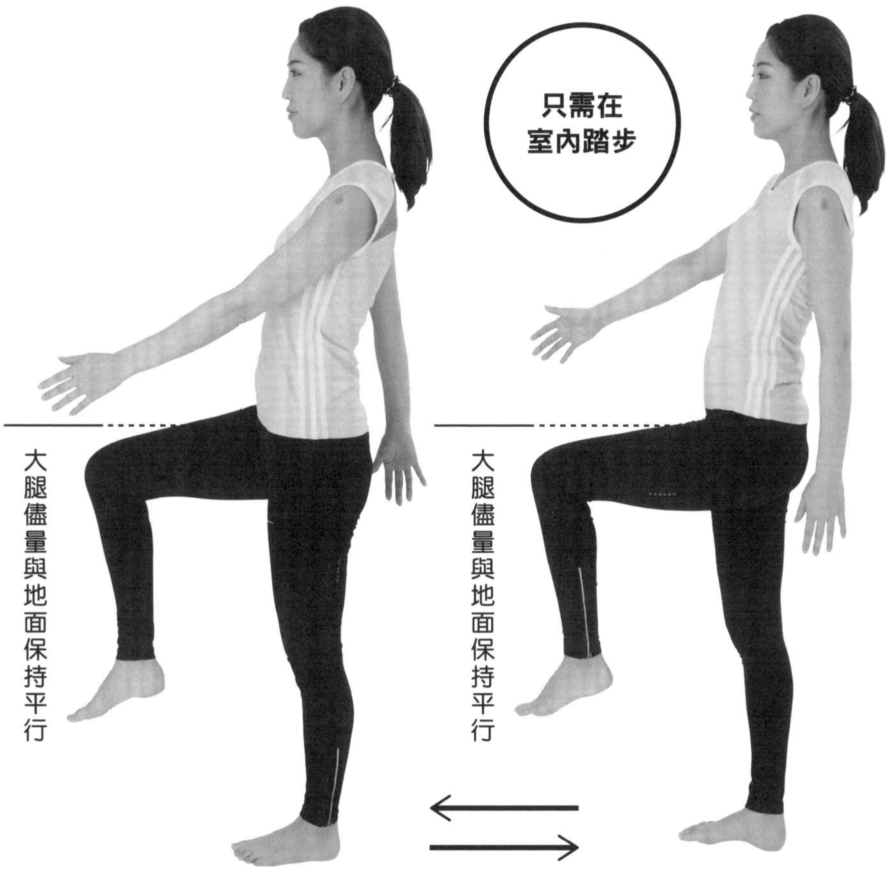
只需在
室內踏步
大腿儘量與地面保持平行
大腿儘量與地面保持平行

大腿儘量抬到與地面平行的高度，並且原地踏步。
手臂自然擺動。
先從踏步2～3分鐘開始練習，最終目標設定是5分鐘。
每天做4次5分鐘抬腿踏步運動，就能達到跟健走一樣的效果。

＊大腿抬不起來的人請不要勉強，普通踏步就行了。

藉肌力運動加強血液循環，對抗糖尿病和頻尿！改善慢性發炎，還能有效預防動脈硬化

糖尿病與頻尿互有關聯

我在北海道旭川市開設一間銀髮族運動教室「肌肉儲蓄俱樂部」，以預防高齡者面臨看護問題。

我們針對運動教室的參與者進行調查後發現，九成以上的人改善了主要由膀胱過動症引起的頻尿或漏尿問題。

在另一項調查中，我們得知牙周病患者有頻尿（膀胱過動症）的傾向。

於是我提出一個假設——肌力運動或許有望改善糖尿病等慢性病。

一般大眾都知道糖尿病與牙周病之間的關聯性，而我進一步認為它們也跟頻尿有關。

糖尿病、牙周病、頻尿共同的主要病因之一是慢性炎症。

首先，肥胖引發內臟等脂肪組織慢性發炎，是糖尿病發病的病因。

此外，牙周病是一種慢性炎症性疾病，口腔內部細菌感染導致牙周組織遭破壞。再加上，年紀大的人也容易出現慢性炎症，慢性炎症與各種疾病的發病或惡化情況息息相關。

人的體內有愈多慢性炎症，愈容易出現頻尿問題。

慢性炎症會導致交感神經（緊張時優先運作的自律神經）亢進，交感神經亢進會引起頻尿問題。

強化血液循環被認為是有效改善慢性炎症的方法。肌肉儲蓄俱樂部之所以能改善患者的頻尿問題，是因為肌力運動不僅增強骨盆肌群，還同時改善血液循環和慢性炎症。

因此，持續做肌力運動就有機會達到預防及改善糖尿病的效果。

除此之外，肌力運動可以改善肥胖問題，進而改善胰島素的功能，有效預防動脈硬化，避免併發症。

肌力運動做起來既簡單又快速，要不要練習看看呢？如果要預防糖尿病併發症的腎病，肌力運動也相當重要。

（松本成史）

改善慢性炎症與高血糖！同時有效改善頻尿問題

北海道旭川市「肌肉儲蓄俱樂部」的 3項肌力運動推薦

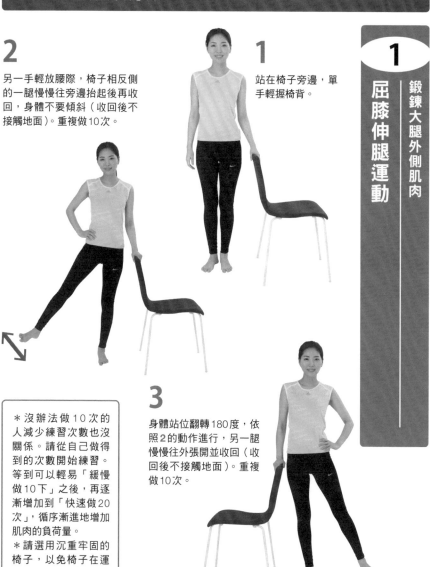

1 屈膝伸腿運動

鍛鍊大腿外側肌肉

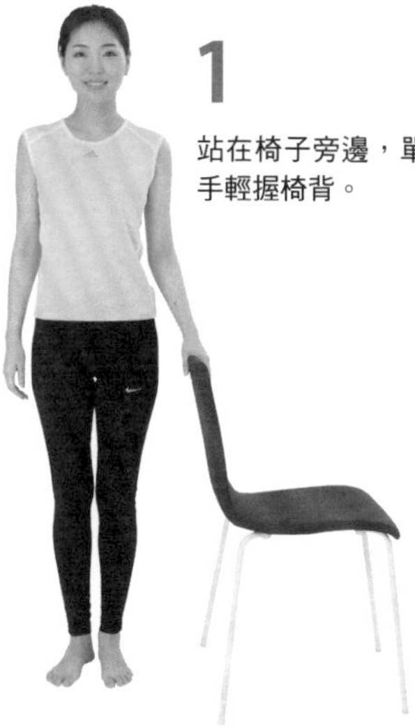

1

站在椅子旁邊，單手輕握椅背。

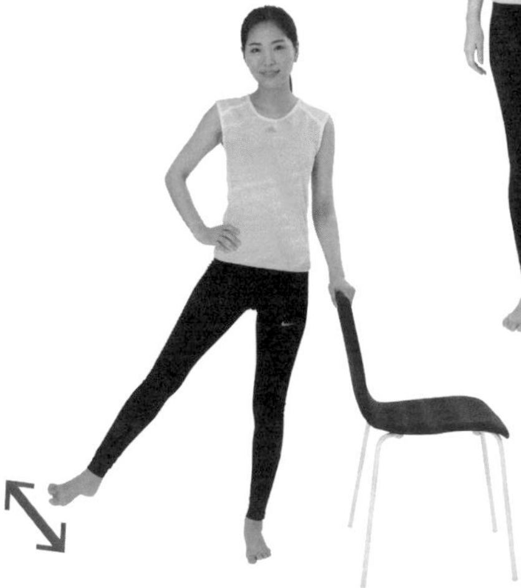

2

另一手輕放腰際，椅子相反側的一腿慢慢往旁邊抬起後再收回，身體不要傾斜（收回後不接觸地面）。重複做10次。

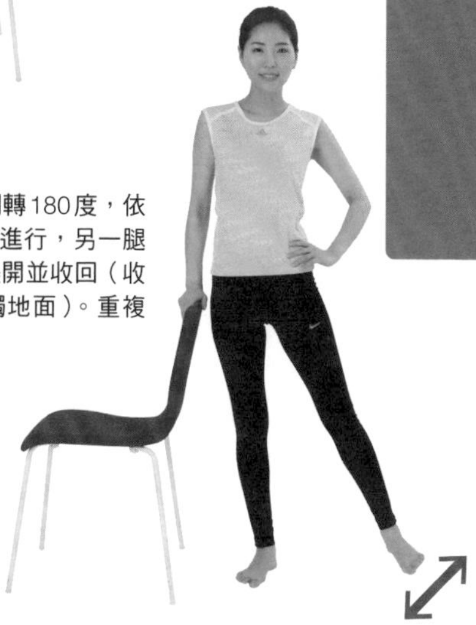

3

身體站位翻轉180度，依照**2**的動作進行，另一腿慢慢往外張開並收回（收回後不接觸地面）。重複做10次。

＊沒辦法做10次的人減少練習次數也沒關係。請從自己做得到的次數開始練習。等到可以輕易「緩慢做10下」之後，再逐漸增加到「快速做20次」，循序漸進地增加肌肉的負荷量。

＊請選用沉重牢固的椅子，以免椅子在運動過程中晃動或翻倒。

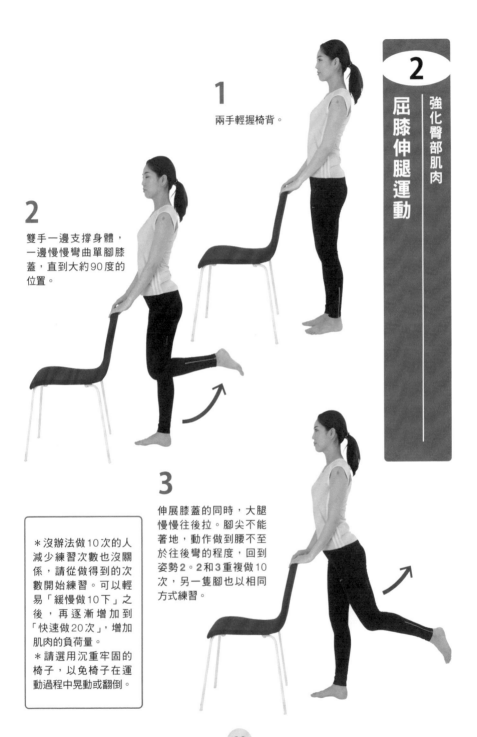

2

屈膝伸腿運動

強化臀部肌肉

1

兩手輕握椅背。

2

雙手一邊支撐身體，一邊慢慢彎曲單腳膝蓋，直到大約90度的位置。

3

伸展膝蓋的同時，大腿慢慢往後拉。腳尖不能著地，動作做到腰不至於往後彎的程度，回到姿勢**2**。**2**和**3**重複做10次，另一隻腳也以相同方式練習。

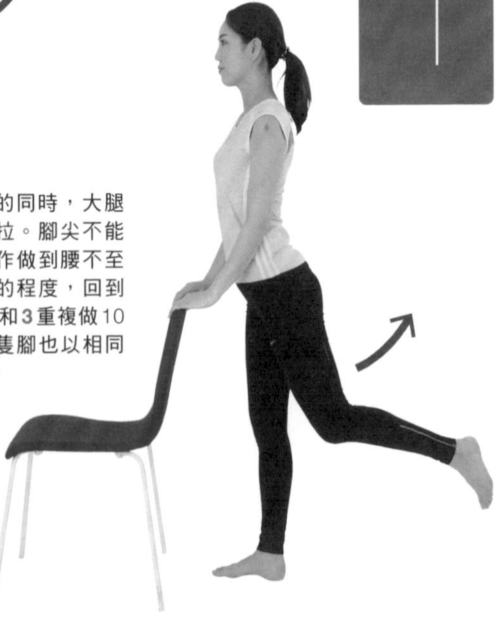

＊沒辦法做10次的人減少練習次數也沒關係，請從做得到的次數開始練習。可以輕易「緩慢做10下」之後，再逐漸增加到「快速做20次」，增加肌肉的負荷量。

＊請選用沉重牢固的椅子，以免椅子在運動過程中晃動或翻倒。

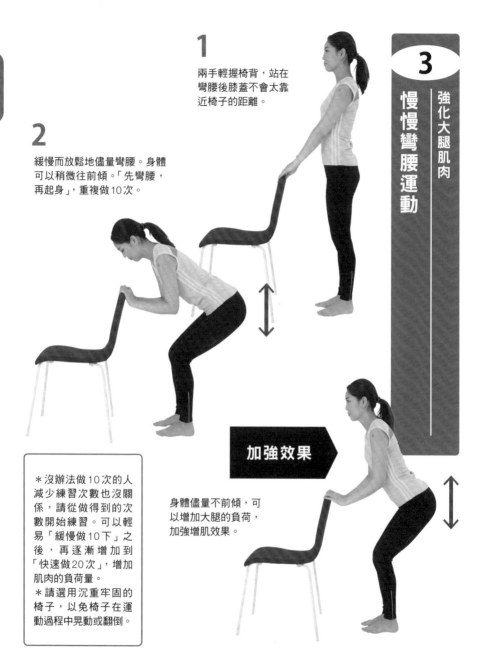

3 強化大腿肌肉 慢慢彎腰運動

1

兩手輕握椅背，站在彎腰後膝蓋不會太靠近椅子的距離。

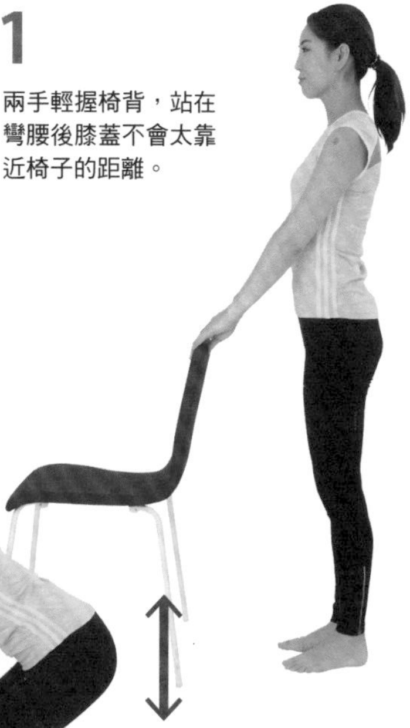

2

緩慢而放鬆地儘量彎腰。身體可以稍微往前傾。「先彎腰，再起身」，重複做10次。

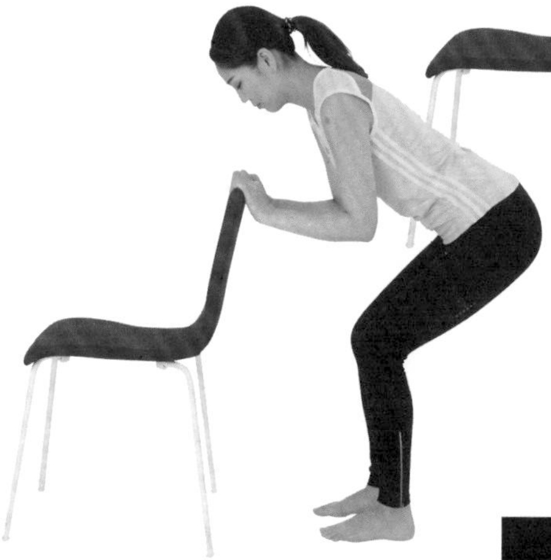

加強效果

身體儘量不前傾，可以增加大腿的負荷，加強增肌效果。

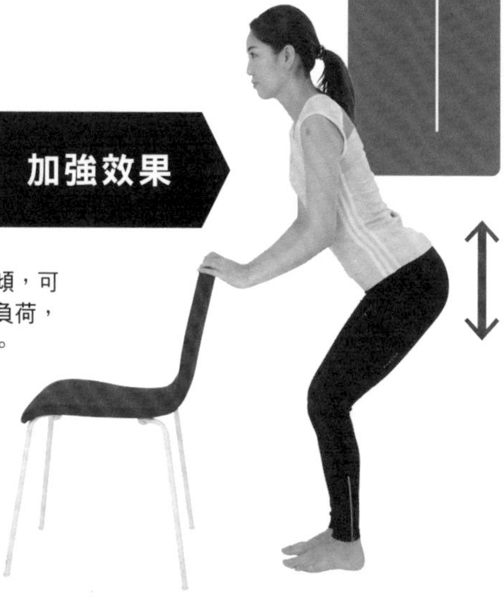

＊沒辦法做10次的人減少練習次數也沒關係，請從做得到的次數開始練習。可以輕易「緩慢做10下」之後，再逐漸增加到「快速做20次」，增加肌肉的負荷量。
＊請選用沉重牢固的椅子，以免椅子在運動過程中晃動或翻倒。

＊旭川市的「肌肉儲蓄俱樂部」常承接企業的委託，雖然運動內容有許多共通之處，但運動計畫並非完全一致。本書介紹的3種肌力運動以國本醫院的運動計畫作為參考。

飯後刷牙與牙間清潔不僅改善牙周病，也能避免慢性炎症引發高血糖，改善糖尿病！

透過牙周病治療改善高血糖問題

我是專門治療糖尿病的內科醫師，幾乎每個週末都會舉辦口腔健康演講活動。九年前的一次親身經歷，是我開始演講的契機。當時我還在大學醫院的糖尿病內科工作，體重92公斤的我不僅是糖尿病專科醫師，也是糖尿病預備軍。

當時我和牙科醫師協會進行共同研究，於是開始治療牙周病。牙科診所幫我清潔牙垢和牙結石，還教我正確的刷牙方法。

從那之後，我便養成飯後刷牙、用牙線清潔牙間的習慣。好不容易清乾淨牙齒，所以我不想再弄髒。於是，我改掉一直以來盡情享用宵夜的習慣。後來體重開始減輕，一年後成功減重18公斤。

與此同時，我也脫離糖尿病預備軍，解決高血壓和心律不整的問題。

我藉由自身經驗開始學習牙科知識，因此了解到糖尿病與牙周病之間有著密切關係，就像硬幣的正反面一樣。

牙周病因為牙周病菌感染，進而在口腔中引發「慢性炎症」。

牙周病菌通過牙齦進入血管，觸發體內分泌壞激素（促發炎細胞激素），進而對全身各處造成不好的影響。血糖升高是其中一項影響，還可能會導致動脈硬化加劇，引起糖尿病併發症。

另一方面，糖尿病會引起慢性炎症，是因為內臟脂肪囤積，肥大的脂肪細胞分泌壞激素，使胰島素功能下降，進而導致血糖值升高。

由此可知，牙周病和糖尿病因為慢性炎症而互有關聯。改善牙周病就能同時平息慢性炎症，進而改善糖尿病。

除此之外，血糖值下降之後，因高血糖而下降的免疫力得以恢復，所以牙周病也能改善。

優質牙科診所的挑選條件

讓我介紹一下患者病例吧。42歲男性A先生，即使做過胰島素治療，糖化血色素值依然上升至10％左右（標準值為低於6.2％ ※根據美國國家糖化血色素標準計劃NGSP的數值）。A先生有嚴重的牙周病，在牙科口腔外科接受治療時，高血糖有所改善，不必進行胰島素治療，只需服用一種藥物。出院大約一個月後，糖化血色素值下降至7.8％。

與此同時，檢驗炎症程度的血中CRP（C反應蛋白）值也減少一半。透過這件事我們可以認為，A先生藉由牙周病療程改善了體內的炎症，糖尿病病情也有所改善。

因此，想要改善糖尿病就必須同時治療牙周病。進行治療時，有兩點注意事項。

第一點是選擇「優質的」牙科醫師和口腔衛生師。挑選條件有三項：①詳細說明目前的牙齒狀況，②指正錯誤的刷牙習慣，③對正確刷牙的患者給予鼓勵。假如牙醫師或口腔衛生師做不到以上條件，必須鼓起勇氣換一家牙科診所。

當然，患者沒辦法單靠牙科診所的治療來改善牙周病，因此第二點注意事項是平時的居家刷牙。原則上，患者應該使用牙醫診所推薦的牙刷、牙線與牙間刷，並以正確方式潔牙（請參考下一頁）。

最好每餐飯後都刷牙，其中最重要的是晚餐後。因為口腔唾液具有抗菌作用，而睡眠時唾液分泌量降低，導致牙周病菌更容易繁殖。

清理牙齒污垢、按摩牙齦，然後用牙線或牙間刷清潔牙齒縫隙，最少需要15分鐘。建議各位不妨趁著泡澡時慢慢刷牙。

只要花時間清潔牙齒，任何人都會跟我一樣不想弄髒牙齒。如果能跟我一樣，成功藉由刷牙解決肥胖問題，就能增強胰島素功能並改善糖尿病。

（西田　亙）

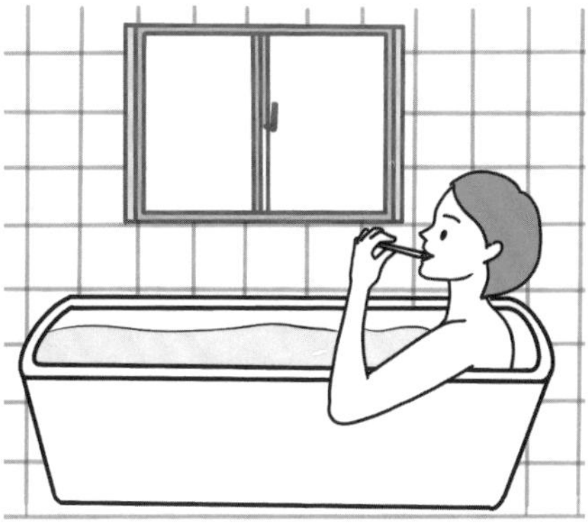

牙周病居家保養

保養重點

牙線

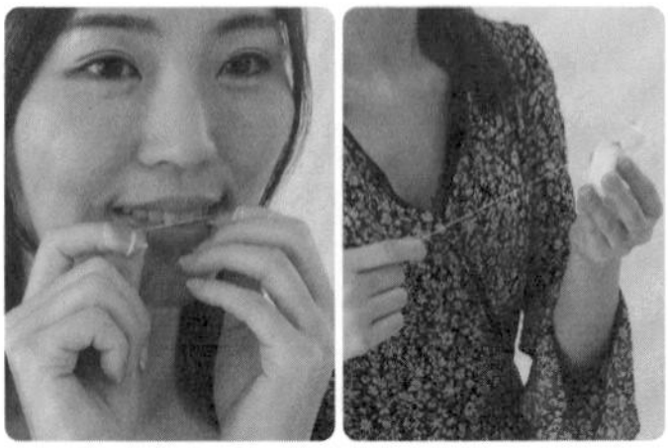

取一段牙線後並在手指上繞圈，放入牙齒之間的縫隙。請依照牙科診所的教學使用牙線。

牙間刷

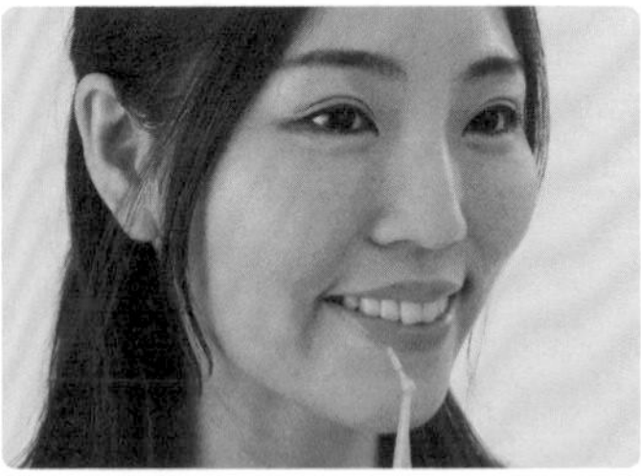

將牙間刷放入牙齒之間的縫隙。請依照牙科診所的教學使用牙間刷。

※可以同時使用牙線和牙間刷，也可以擇一使用。不知道該選擇哪一種時請諮詢口腔衛生師或牙醫師。

刷牙與牙齦按摩

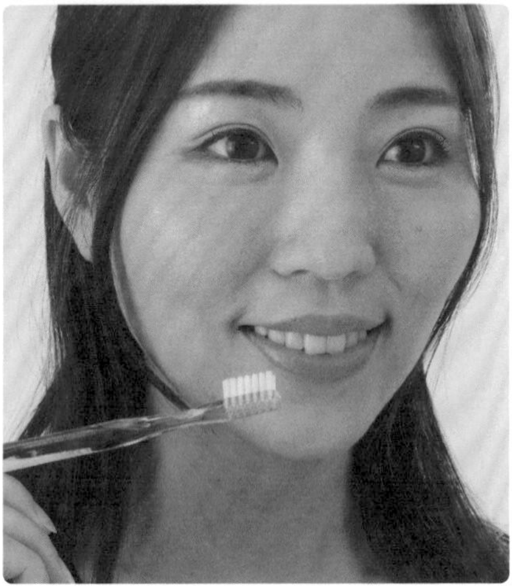

1 選擇刷頭小而柔軟的牙刷，儘量使用牙科診所推薦的牙刷。

2 先清潔牙齒污垢，接著輕柔地按摩牙齦。也可以準備2支牙刷，一支是清潔牙齒污垢的大牙刷，一支是按摩牙齦的小牙刷。

3 最後用**牙線**或**牙間刷**清潔牙縫（牙齒之間的縫隙）。

PART 3

人人都能輕鬆辦到！腎臟病的飲食療法

龜甲萬綜合醫院特任院長
久保田芳郎

工藤內科
工藤孝文

銀座泰江內科診所院長、理事長
泰江慎太郎

料理研究家
福士榮美

品川East One Medical診所院長、醫學博士
板倉弘重

食養研究家、藥膳研究家
武 鈴子

東京有明醫療大學教授
川嶋 朗

研醫會診療所醫師
岡田研吉

食品調配師、營養師
落合貴子

東京慈惠會醫科大學客座教授、
愛宕Forest Tower健康諮詢診所院長
川村哲也

靜岡Training Clinic院長
廣岡 孝

（依刊登順序）

減鹽飲食

攝取過多鹽分會加重腎臟負擔！活用減鹽小技巧，品嚐美食同時保持血管健康

鹽分攝取過量易引發高血壓或動脈硬化

日本人的每日平均鹽分攝取量為11～12公克。但為了維持健康，成年男性鹽分攝取量應低於7・5公克，成年女性低於6・5公克（根據日本厚生勞動省「日本人飲食攝取標準」）。大多數人平常都吃太多鹽了。

高血壓是鹽分過量的有害影響中最廣為人知的一種疾病。飲食生活對高血壓的影響甚大，尤其一旦攝取過多的鹽分，便會造成血液中的鈉含量增加，人體為了加以稀釋鈉的濃度，便會調節增加血液中的水分，導致血壓升高。

根據估計，日本約有4300萬名高血壓患者。每三名日本人，就有一名罹患高血壓。應該有許多人曾在健康檢查時被提醒「血壓很高」，但因為身體沒有特別不舒服，於是就這樣放著不管吧？

即使高血壓沒有引起任何自覺症狀，持續高血壓的狀態，血管壁會長期承受巨大壓力。

對高血壓狀態置之不理，血管壁因此增厚變硬，這就是所謂的動脈硬化。

動脈硬化病情加劇後，血液不再流動，造成血管阻塞破裂，這就是引起心肌梗塞和腦中風的原因（請參照第73頁）。如果不理會高血壓，總有一天可能發生危及性命的重大疾病。患者絕對不能掉以輕心。

高血壓或鹽分過量，與腎臟病有很深一層的關係。

腎臟會將飯後多餘的鹽分（鈉）和水分（尿液）濾出後一起排出體外，協助身體調節血壓。然而，持續高血壓會使腎臟血管受損，容易因動脈硬化進而引發「腎硬化症」這種腎臟病。

而且，腎臟功能下降，身體無法順利排出鹽分和水分，造成血液量

鹽分攝取過多，引發血管危機

高血壓	血液中的鹽分濃度升高，導致血液量增加。
動脈硬化	高血壓造成血管壁受損，血管壁變硬而感到疼痛。也有引發腎硬化症的風險。
心肌梗塞	動脈硬化導致心臟的血管阻塞。
腦中風	動脈硬化導致大腦血管阻塞（腦梗塞）或破裂（腦出血）。

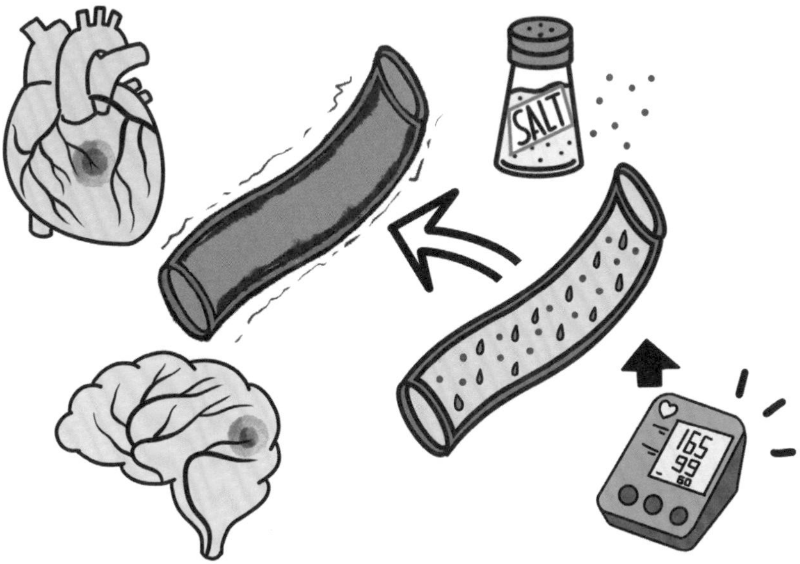

增加，血壓因此升高。高血壓更是加重腎臟的負擔，陷入腎功能低落的惡性循環。

已罹患腎臟病的人當然需要多注意，擔心罹患腎臟病的人也要適度攝取鹽分，努力預防並改善高血壓是非常重要的事。

日本第一美味的醫院餐 減鹽飲食輕鬆愉快！

儘管日本料理是揚名國際的健康飲食，但唯一的缺點就是往往鹽分過高。

即使目前沒有高血壓，持續高鹽飲食還是會增加高血壓的風險。沒有高血壓的人也請務必挑戰減鹽的均衡飲食。

龜甲萬綜合醫院是日本全國唯一經營食品製造廠的綜合醫院，該院挑戰「日本第一美味醫院餐」的頭銜，研發少鹽的美味食品。希望大家務必將他們的減鹽技術應用於飲食生活中，幫助身體預防高血壓或腎臟病。

即使鹽分減少了，我們還是可以積極運用食材的搭配與平衡、多樣的料理方式或調味技巧，享受美味豐富的飲食生活。

請拋棄「少放鹽就沒味道」的成見，嘗試更多且更富變化的烹調方式吧。

每天決定家庭菜單時，應該事先確認含食品和調味料在內的含鹽量，再開始製作菜單。

想吃外食的含湯料理或加工食品時，重點在於不要吃太多鹽。外食的調味大多又鹹又濃，一天儘量吃一次就好。

選擇外食菜單時，套餐比單點更好。建議的目測分量是主食3、配菜2、主菜1的比例，這樣飲食比較均衡。推薦以魚肉為主的日本料理，脂肪比其他肉類少。

炸物不要淋醬料，或是改用檸檬汁。麵食只吃配料和麵，湯留著不要喝。

除了鹽分的控制之外，均衡的飲食也非常重要。鉀、鎂、鈣等礦物質和維他命有降血壓功效，蔬菜和水果也含有豐富的膳食纖維，以及蛋白質、碳水化合物與脂質，這些營養素都要均衡攝取。

不過，兼顧均衡時也請小心不要飲食過量，切忌肥胖是引起高血壓和其他慢性病的一大主因。

從下一頁開始，我將說明具體的減鹽方法，請從中找出自己做得到的項目並加以實踐。

（久保田芳郎）

「日本第一美味的醫院餐」
製作祕訣傳授！

預防高血壓與腎臟病 15個減鹽料理的烹飪小技巧

龜甲萬綜合醫院特任院長 **久保田芳郎**

你是不是覺得減鹽料理沒味道、計算分量很麻煩呢？其實我們可以運用低鹽烹調技巧，同時品嚐佳餚並輕鬆減鹽。為你介紹我們醫院研發的烹調技巧。

技巧1 多利用當季新鮮食材 少量調味就能吃得滿足

為了不仰賴重口味的鹽巴，並且做出好吃的料理，提取食材本身的美味十分重要，所以首先應該多運用新鮮的食材。

季節性新鮮食材中，充滿食材本身的鮮味和香氣。直接將早晨剛收成的蔬菜做成沙拉，或是將剛捕撈的新鮮魚貨做成生魚片，就可以嚐到食物本身的美味，這可是精心製作的料理都比不上的極品。直接生吃新鮮食材，或是用蒸、烤的方式簡單烹調也很好吃。

相反地，不新鮮的食材本身的鮮味較少，為了掩蓋這個缺點，不論哪種食材或烹調方式都得加重調味。

配合季節的當季食材除了有鮮味之外，還富含維他命或礦物質等豐富的營養成分。健康飲食的基本觀念，就是要趁新鮮時品嚐料理。當季食材的價格便宜，不僅減輕家庭開銷，還能增添餐桌上的季節感與色彩感，請多多利用。

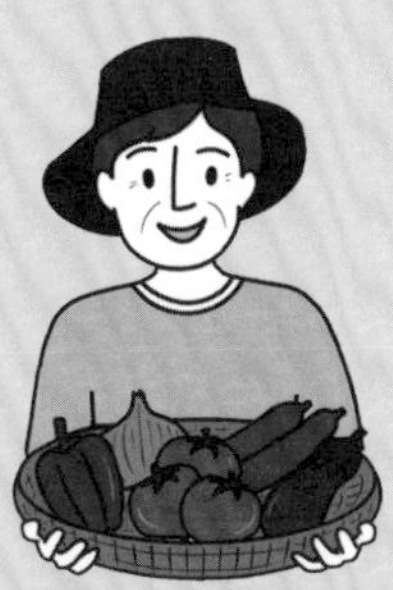

番茄或小黃瓜之類的蔬果，不加任何調味，直接生吃也很美味。

技巧 2

活用天然食材製作高湯 提升料理的「鮮味」

各位不必擔心「少鹽會感覺少一味」的問題。即使口味清淡，只要善用高湯的「鮮味」就能嚐到更多食材原本的美味。

通常高湯會用到海帶、柴魚片、小魚乾、乾燥香菇等天然食材，選擇兩種以上互相搭配，可以煮出更鮮美的味道。

此外，現在市面上也有高鹽分的即食和風高湯，但使用天然食材製作的高湯仍是基本觀念。

先將做好的食物放冷藏保存，沒時間煮菜時，處理起來更方便快速。

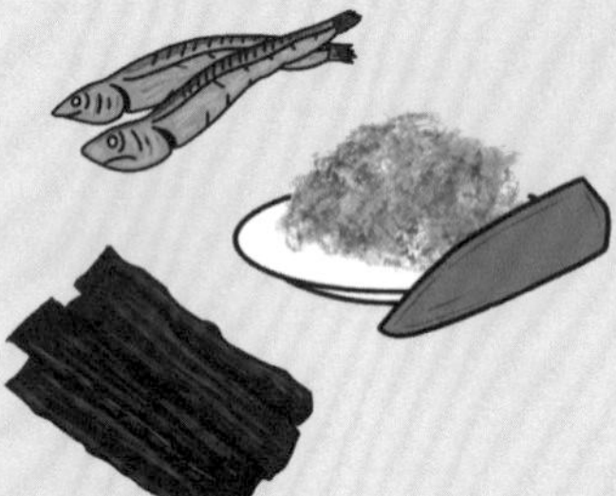

海帶、柴魚片、乾燥香菇放入容器中泡水，冷藏靜置一晚，輕鬆完成冷高湯。

技巧 3

選用含有豐富鮮味的食材 品嚐清淡又美味的料理

善用食材本身的鮮味或風味，讓料理的味道更豐富，就能嚐到清淡的美食。

乾燥香菇、乾燥蝦米、乾燥干貝等乾貨或煙燻食品中，都含有一股風味濃縮的獨特味道。

將這些食材加入熱炒料理或湯品中可以增添風味，還能用來代替高湯，加深料理的味道層次。

有些蔬菜本身就含有大量的甜味或鮮味，比如洋蔥、馬鈴薯、高麗菜、番茄、香菇等食材。

將這些食材煮透或拌炒後，不加調料也能做出深厚的味道。

製作湯品或味噌湯時，搭配幾種能提取鮮味的食材，將食材煮透，最後試吃味道並加入調味料，就能妥善控制鹽分。

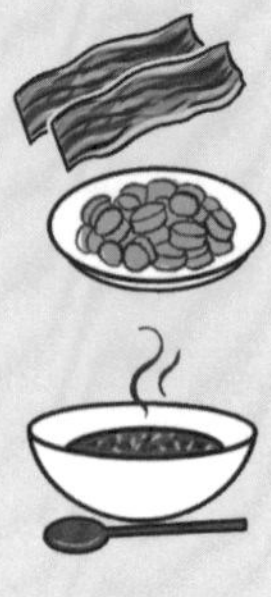

技巧 4

均衡調味很重要！減鹽之餘也要減甜

料理的「基本五味」是甜味、鹹味、酸味、苦味、鮮味，五味是否均衡很重要。只減少鹽分，可能造成料理的整體味道不平衡。

比方製作燉菜時，為了減鹽而減少米酒或醬油的量，可是砂糖或味醂的用量卻不變，這樣吃起來就會變得太甜，造成口味不平衡。

因此這時重點在於鹽分減量，甜味也應該跟著減量。

鹽分與甜味減少，同時加入更多鮮味，味道既清淡又不會感覺少一味。

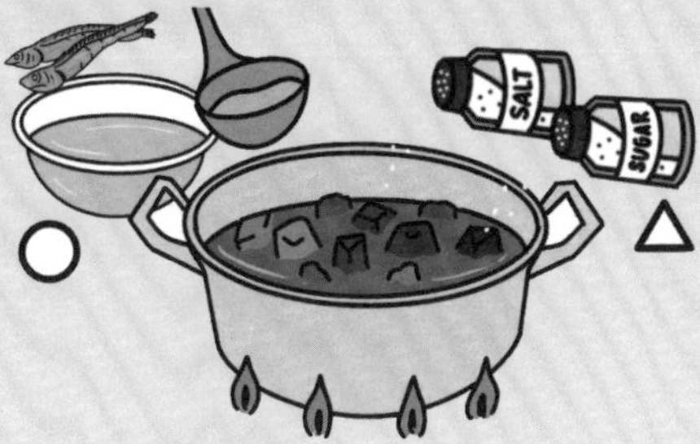

技巧 5

加入酸味襯托鹹味，味道更醇厚 可善用醋或柑橘類的酸味

在料理中加入醋類提味，或是檸檬、酢橘、柚子等柑橘類的酸味，藉此凸顯味道。

在炸物或天婦羅等炸物、烤魚、淺鍋煎肉上，淋一些檸檬汁或是柚子醋等柑橘類醬汁，可以去油味或腥味，做出清爽美味的料理。

除了酸味以外，香味也具有烘托食物的效果。

微微的酸味讓人更容易吃出鹹味，具有放大食材鮮味的效果，因此可以達到輕鬆減鹽的目的。

醋有非常多種類型，除了米醋之外，還有烏醋、蘋果醋、白酒醋、巴薩米克醋等。

不同種類的醋味道各有特色，請搭配不同料理並多方嘗試。

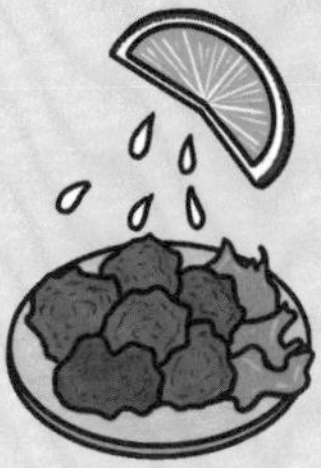

技巧 6 以香辛料或調味料的香與辣點綴料理的味道

辣味的香辛料或調味料，例如胡椒、辣椒、芥末醬（日式或西式）、山葵醬、山椒、咖哩粉、辣椒醬等，可以減少鹽分並點綴料理的味道。

不過，香辛料有增加食慾的效果，請小心不要吃太多。

也許你會擔心「吃辣會讓血壓升高」，但只要是正常分量就不會影響血壓。

不吃自己無法承受的辣度，也不要吃太多辣就不會有事。除了有腸胃問題或肝臟疾病，被主治醫師限制飲食的患者之外，通常沒什麼大問題。

技巧 7 只要善用香草或辛香類蔬菜調味料不多也能增加風味

香草或辛香類蔬菜在凸顯料理方面，可以發揮非常好的效果。

薑、大蒜的使用方式多元，不分日式或西式料理。日式料理多使用青紫蘇（大葉片）、長蔥、茗荷、柚子、鴨兒芹、淺蔥、山椒嫩葉等食材，西式料理則是西洋芹、香芹、西洋菜較為人熟知，最近香菜也很受歡迎。每一種菜都有獨特的香氣，可依據料理的食材或個人偏好分開使用。用淺鍋嫩煎魚肉或肉類前事先調味，或是炒菜時加入薑或蒜，即使調味料很少，豐富的香氣也能提味。在湯品或燉菜灑一些蔥或柚子皮，即使調味清淡，味道依舊濃厚。

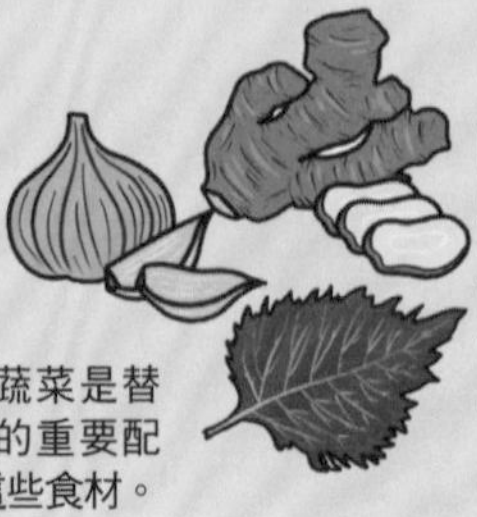

香草或辛香類蔬菜是替料理增色點綴的重要配角，不妨活用這些食材。

技巧8 以芝麻、堅果類、烤海苔增添料理的香氣

將芝麻、胡桃、花生、杏仁果之類的堅果磨碎或壓碎，增添料理的香氣。

除了芝麻或胡桃涼拌菜之類的拌菜料理外，也很推薦當作沙拉的配料或油炸物的外皮。

海苔的風味也很不錯，可應用於各種料理。只要將烤海苔仔細切成絲，加入涼拌菜中，混合一些芝麻或柴魚片也很美味。

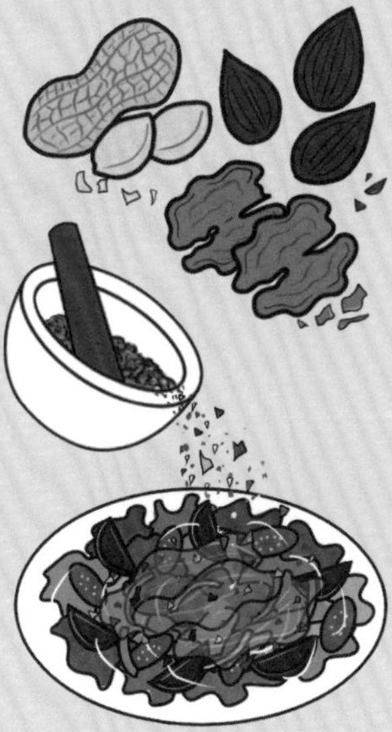

技巧9 運用「烤網烘烤」食材，食物散發焦香味，口味清淡又滿足

烤網燒烤是一種凸顯食材鮮味的料理方式。將魚肉或蔬菜放在烤網上適度烘烤，即使不加調味料，也能靠焦香味烤出好吃的食物。使用烤網燒烤食材的料理方式，可以去除肉類與魚肉多餘的油與水分，釋放蔬菜的甜味，濃縮食材的原味。

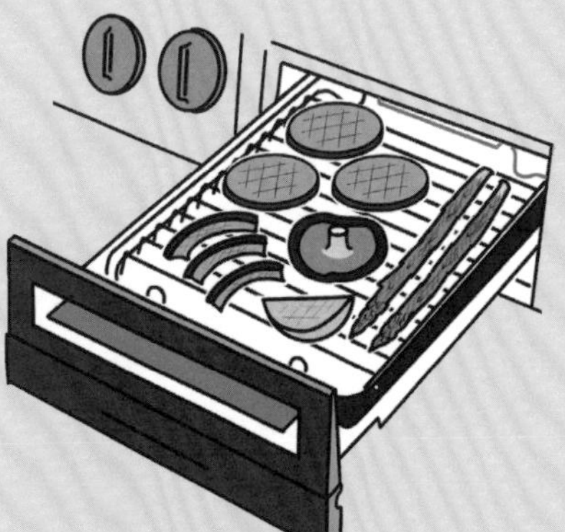

使用日本的抽屜式燒烤爐，在家也能輕鬆做燒烤。

技巧 10

料理中加入勾芡混合，即使調味料很少，也能做出濃厚的味道

勾芡料理的味道吃起來口感比較濃，因為勾芡會讓味道殘留在舌頭上，與食材的味道融在一起。

在燉菜或炒菜中加入調味時，少放一些調味料並加入勾芡吧。將馬鈴薯澱粉溶於水，在烹調的最後階段倒入，混合所有食材，藉由勾芡讓味道互相融合。

你可以在肉類或魚肉中加上勾芡蔬菜或糖醋，或是在親子丼飯或豬排丼飯上，淋一些濃稠的湯汁，做法相當多樣化。

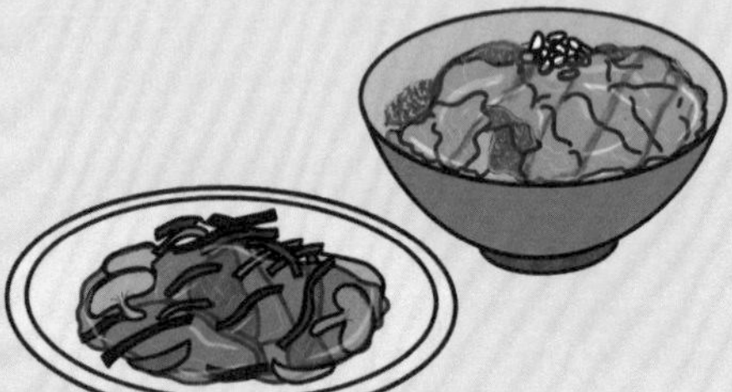

技巧 11

善用食用油增添料理的香濃味道

靈活運用不同類型的食用油，也對減鹽飲食有所幫助。

油炸物會去除食材的水分，鎖住食物的鮮味，所以即使味道很淡，感覺還是很好吃。做燉菜也是一樣的道理，先用油輕輕翻炒食材再烹煮，食材表面便會覆蓋一層油，因此鹽分不容易滲入食材。

在醬汁拌菜或涼拌菜中淋幾滴芝麻油，增添食物的香氣與濃度，少少的調味料也能做出美味料理。不過，畢竟油的卡路里很高，要注意避免使用過量。尤其奶油的鹽分含量高，請小心使用。

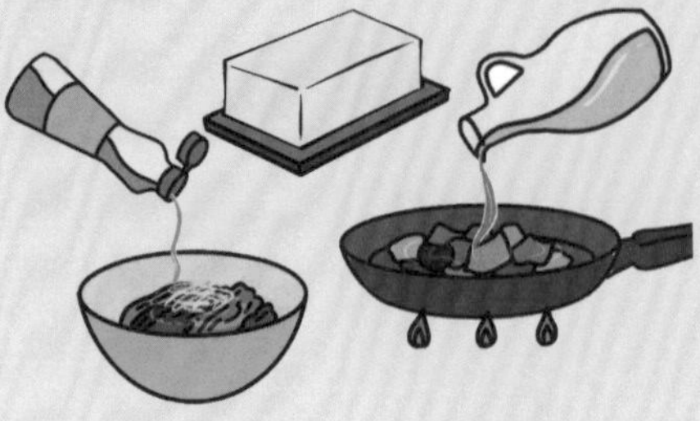

技巧 12

燒烤食物後，塗上醬料或味噌醬，用少量調味料做出美味料理

肉類或魚肉不加調味料，感覺好像少了一些味道……，有時候應該會遇到這種情況吧？

這時請將肉品烤一烤，用醬料刷塗上一層淡淡的醬料。

比起在食材中事先調味的做法，在肉品表面塗一些醬料，舌頭更能感受到強烈的味道。不事先調味，直接塗醬料，少量調味料也能做出令人滿足的好味道，吃起來更加美味。

將稀釋過的味噌醬當醬料使用，也是很推薦的一種烹調方式。

最後稍微烤一下，用味噌的燒烤風味增加鮮度。

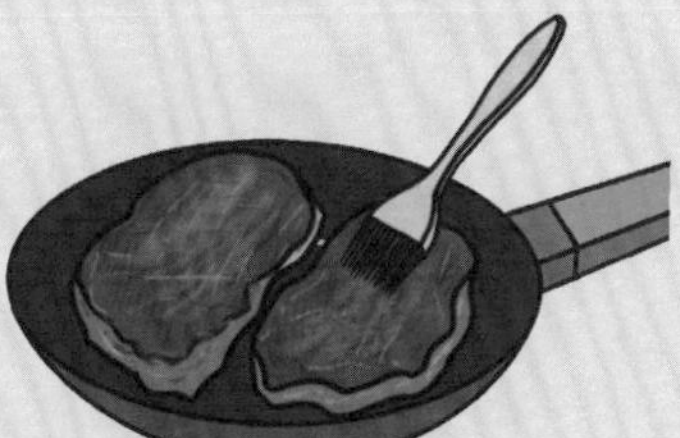

技巧 13

最後再加調味料，做出少量卻強烈的味道

不只燒烤菜可以最後加工，燉菜也能最後調味，這樣可以減少調味料的用量。

用事先調好味道的湯汁烹煮食材，味道會滲入整個食材中，但如果留到最後再調味，調味料就只會沾到食材的表面。

製作燉菜時，一開始只要用高湯悶煮就好，最後再加入調味料調整口味。

舌頭還是會在品嚐時感受到食物表面的味道，吃起來很有滿足感。

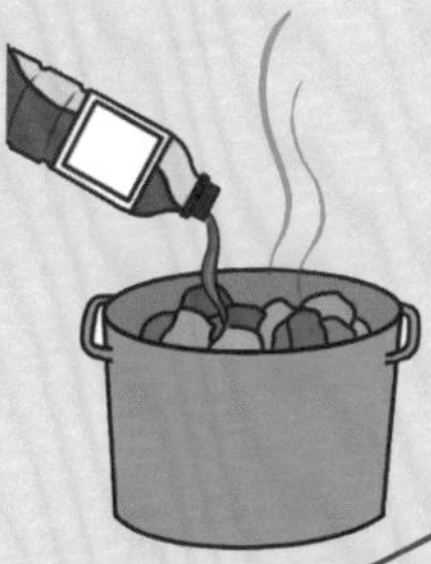

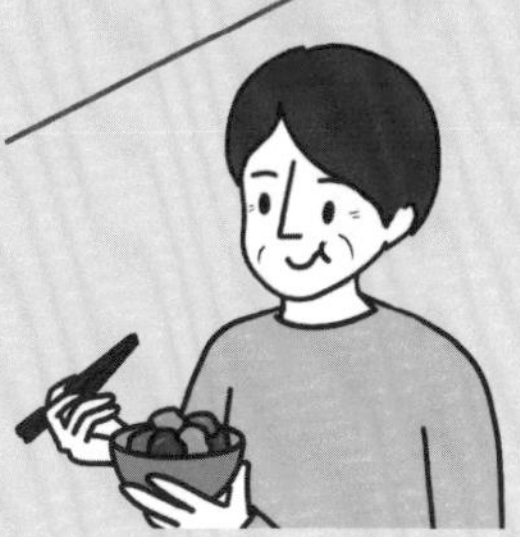

技巧 14

增加菜色變化，解決少鹽料理沒有味道的問題

要輕鬆做出美味的少鹽料理，重點在於整體菜色的口味強弱層次。其中一樣主菜或配菜的調味較重，其他菜色則是清淡口味，請多花心思製作菜單，減少食物整體的鹽分。在調味方面做出變化也很重要。

可以準備一樣醋拌涼菜或帶有其他酸味料理，或是在有調味的醬汁浸菜中加入芝麻油，使用前面介紹的辛香類蔬菜或香辛料點綴，效果也不錯。

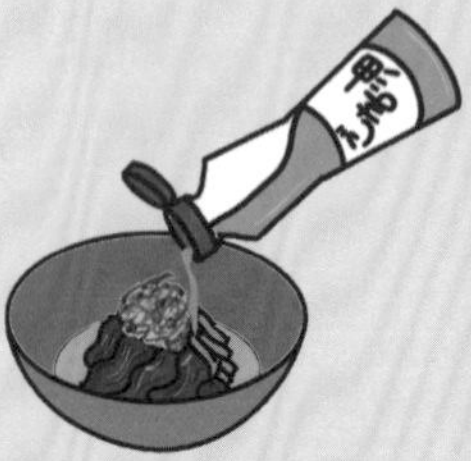

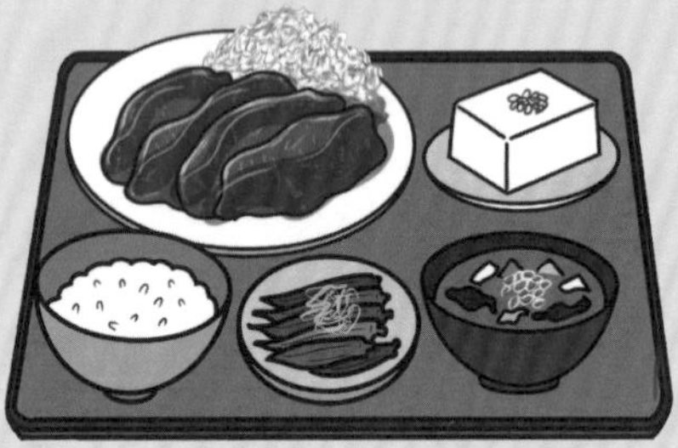

技巧 15

多多利用減鹽調味料就能輕鬆控制鹽分

市面上有販售許多減鹽、少鹽調味料或加工食品，例如減鹽醬油、減鹽味噌、無鹽番茄醬、減鹽梅乾等，品項豐富。

舉例來說，減鹽醬油的食用鹽含量，大約是一般日式濃醬油的一半，但醬油本身還是很有味道，所以我們可以多加善用減鹽調味料來烹調食物。

除此之外，也可以嘗試在普通醬油中，加入乾燥香菇或柴魚片自製高湯，手工製作「減鹽高湯醬油」。運用香氣十足的減鹽高湯醬油，增添餐桌料理的風味。

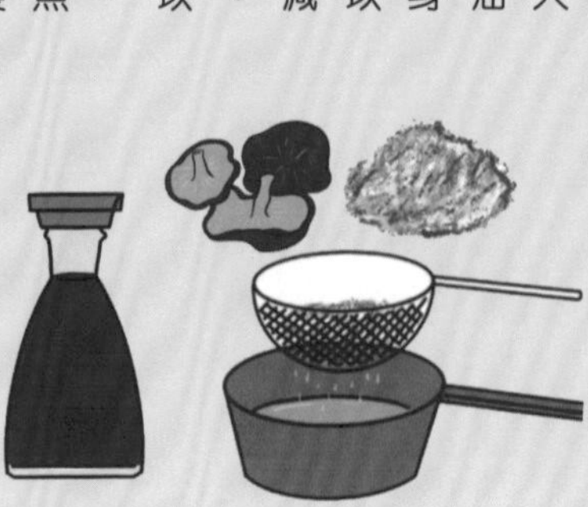

飲食療法怎麼做？

腎臟病的飲食療法，務必掌握這四大原則！不僅能提升效果，也更容易持續執行

不吃加工食品 減少鹽和磷的攝取量

慢性腎臟病患者需根據病情階段分類（病情嚴重度）或引起腎臟病的疾病（是否罹患糖尿病腎病變）進行飲食控制。

依照醫師或管理營養師指示的飲食療法，每天認真控制飲食生活很重要。

下一頁有介紹各階段慢性腎臟病的飲食療法標準（不包含糖尿病腎病變），主要有四大項：①控制蛋白質，②控制鹽分，③充足的熱量，④控制鉀。我會針對以上四項限制，介紹如何輕鬆維持的提示。

①控制蛋白質，少吃「加工食品」

限制蛋白質攝取的意義有兩點。

第一，防止血液中的廢物增加，加重腎臟的負擔。

第二，慢性腎臟病惡化會導致血中含磷（一種礦物質）量增加，需加以防範。

蛋白質的組成中含有磷。當血中含磷量過多，容易引發動脈硬化或骨折。儘量不吃加工食品，便可以有效避免這些情況發生。

火腿、漿類食品、即食品之類的加工食品中含有大量的磷。此外，加工食品的含鹽量也很高，少量攝取可以達到飲食療法第二項，也就是控制鹽分的目的。

②控制鹽分，善用「勾芡調味料」

吃太多鹽會引發高血壓，加重腎臟負擔，或是因鹽分無法完全排泄而導致浮腫。

為避免前述情形，患者必須多下苦功，採取不仰賴鹽分的調味方式。

「勾芡調味料」是很好的方法，可以同時減鹽並品嚐美食。做法是使用正常分量一半的調味料，將馬鈴薯澱粉與水調勻後倒入調味料裡，最後加入料理中。

勾芡的優點是料理整體都有味道，而且容易殘留在舌頭上，口味

慢性腎臟病各階段的飲食療法標準

<table>
<tr><th>階段
（GFR分級）</th><th>蛋白質
（g／體重kg／日）</th><th>食用鹽
（g／日）</th><th>熱量
（kcal／體重kg／日）</th><th>磷
（mg／日）</th></tr>
<tr><td>第1階段
（G1）</td><td rowspan="2">不攝取過量</td><td rowspan="6">3～6</td><td rowspan="6">25～35</td><td rowspan="3">無限制</td></tr>
<tr><td>第2階段
（G2）</td></tr>
<tr><td>第3a階段
（G3a）</td><td>0.8～1.0</td></tr>
<tr><td>第3b階段
（G3b）</td><td rowspan="3">0.6～0.8</td><td>2000
以下</td></tr>
<tr><td>第4階段
（G4）</td><td rowspan="2">1500
以下</td></tr>
<tr><td>第5階段
（G5）</td></tr>
</table>

清淡又能帶來滿足感。醫院餐也會採取這種調理方式。

須留意容易形成熱量的MCT油

執行蛋白質飲食限制時，醫師一定會告知患者，熱量會因為蛋白質攝取量減少而不足，需藉由醣類或脂質加以補充。

飯後的總熱量不足，身體會為了補充能量而分解肌肉中的蛋白質，造成體力下降或臥床不起的情況。

但是，增加主食碳水化合物的攝取量來補充能量，也會吃到主食中的蛋白質；仰賴油脂則有可能攝取過多的脂質，患者因此陷入兩難。另外，食用不含蛋白質的砂糖，又不適合糖尿病腎病變患者。

因此，我想向各位提案接下來的

飲食方法。

③吃「MCT油」維持充足能量

椰子油與其他油品中，含有一種名為中鏈脂肪酸的脂質，MCT油是只用中鏈脂肪酸製作的食用油。

相較於其他含有長鏈脂肪酸的植物油，中鏈脂肪酸的特徵是能以4～5倍快的速度分解，在短時間內轉換能量。由於中鏈脂肪酸不易形成體脂肪，因此也是很受矚目的一種減肥食材。

MCT油無色無味，可以直接淋在料理上食用，很容易入口。建議一餐加入1小匙～1大匙的適量MCT油。但有些人吃了會拉肚子，所以剛開始請從1小匙開始食用，超市或藥妝店都有販售MCT油，容易取得。

④控制鉀攝取量，料理時不使用「煮過的湯」

腎功能下降會導致身體難以充分排出鉀，血液中的鉀含量過多，會增加心臟的負擔，容易引起心律不整等問題。

為避免前述情況發生，患者應限制高鉀食物，例如水果、蔬菜、薯類、海藻類等。使用這些食材時，將食材切成小塊後加以煮沸或用水沖泡，鉀便會在水中溶出。

控制鉀攝取量的重點，在於不在料理中使用有鉀溶出且煮過的湯。

希望上述建議能幫助患者在飲食控制方面多下功夫，稍微減輕飲食療法的負擔，天天享用美食，同時還能預防腎功能下降。

（工藤孝文）

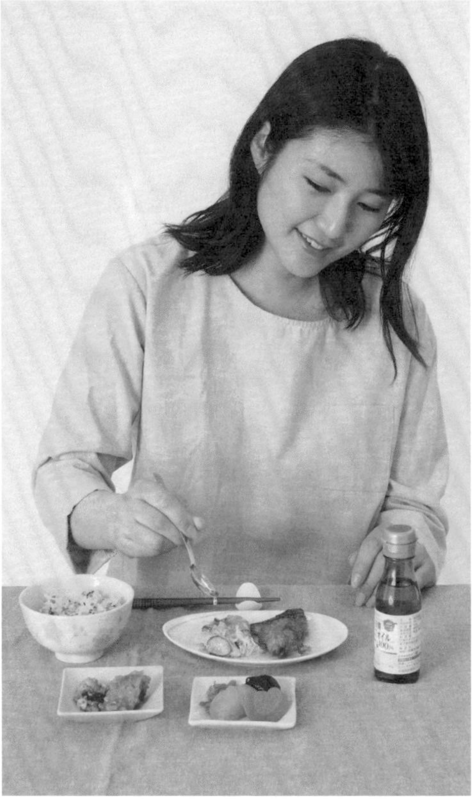

一餐使用1小匙～1大匙的MCT油，淋在喜歡的料理上補充能量。

舞菇
紅味噌湯

含有增強胰島素的成分，最強的料理組合！
只要加入大量食材就是一道配菜

吃太快會導致飯後血糖值飆升！

不飲食過量是預防糖尿病併發症的基本觀念。此外，細嚼慢嚥也很重要。吃太快會導致飯後血糖值迅速升高，造成血管受傷。

但話雖如此，吃飯快的人往往很難放慢速度。建議患者吃一點食物後休息一下，喝一些茶或味噌湯，然後再繼續吃飯菜。熱騰騰的味噌湯沒辦法大口喝下，所以可以預防吃太快。另外，在味噌湯的食材方面多下功夫，有機會達到降低血糖值的效果。

那麼就讓我來介紹一下，可助於改善糖尿病的最強味噌湯「舞菇紅味噌湯」。

首先要選擇的是「紅味噌」。味噌是健康的發酵食品，而紅味噌含有一種稱作梅納汀的成分，梅納汀可以加強胰島素的功能，具有改善高血糖的效果。

接著，一定要在味噌湯的食材中使用菇類「舞菇」。舞菇含有豐富的膳食纖維，能減緩糖分的吸收速度，抑制飯後血糖值升高，有效預防血糖急速升降。

除此之外，舞菇含有獨特的MX Fraction的成分，MX Fraction與梅納汀一樣有增強胰島素功能的效果。MX Fraction可溶於湯中，味噌湯可以連湯一起喝完，這樣就能獲取完整的MX Fraction。

在舞菇紅味噌湯中加入豆腐或蔥，就是一道豐盛的配菜。以這個食材搭配作為基底，加入季節性蔬菜就能享受不同口味。

不過，為避免鹽分攝取過多，一天只能喝一碗味噌湯。早中晚任何時間都可以喝，糖尿病患者需要好好吃一頓早餐，建議早餐搭配味噌湯。準備一碗配料豐富的舞菇紅味噌湯，沒有白飯的早餐依然豐盛。

（泰江慎太郎）

降低血糖值，預防糖尿病併發症

【舞菇紅味噌湯】的基本做法

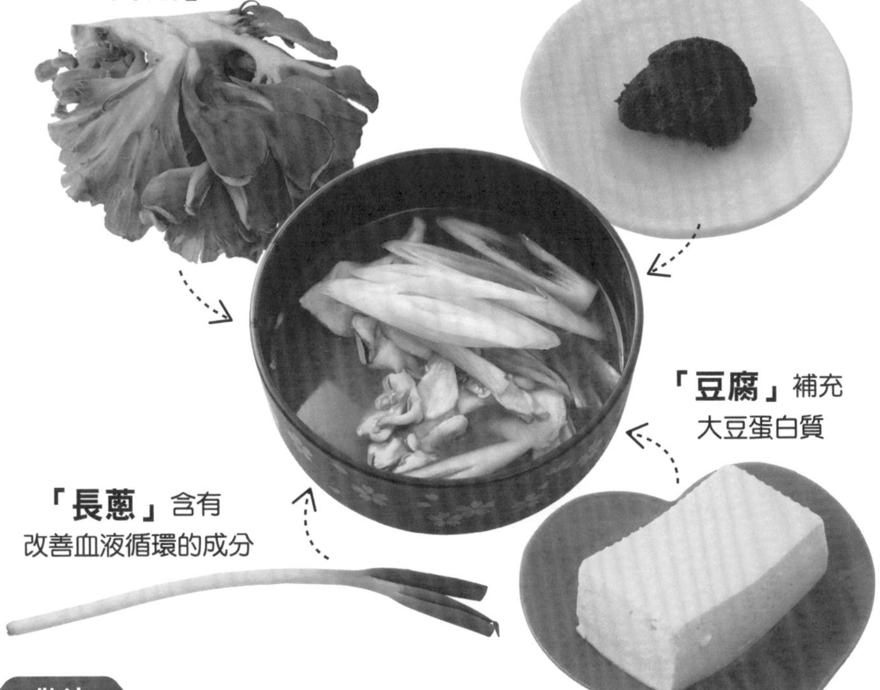
含有豐富膳食纖維的
「舞菇」
最好使用「紅味噌」
「豆腐」補充
大豆蛋白質
「長蔥」含有
改善血液循環的成分

做法

❶將略多於300毫升的熱水煮沸。舞菇切成方便入口的大小，豆腐切成一口大小，倒入沸水中煮熟。

❷轉小火，加入和風高湯粉，將味噌溶入湯中。

❸轉中火，將斜切片的長蔥加進去，煮大約10秒後關火，盛入碗裡就完成了。

味噌湯底的材料（2人份）

冷水或熱水…約300mℓ

A ┌ 和風高湯粉…⅔小匙
  └ 紅味噌…2小匙

配料食材（2人份）

舞菇…½包　豆腐…¼塊
長蔥…適量

增加食材，提高療效！

【舞菇紅味噌湯】少量加料創意料理

菜單製作　福士榮美

在味噌湯中加入大量食材，做出一碗豐盛的配菜。在基本款「舞菇紅味噌湯」中添加1或2樣菜，每天吃都不會膩。少量加料菜單中有青花菜、洋蔥、高麗菜、甜椒、海帶芽及水煮大豆，每種食材都含有可改善糖尿病效果的成分，請多多食用。

＋洋蔥與高麗菜

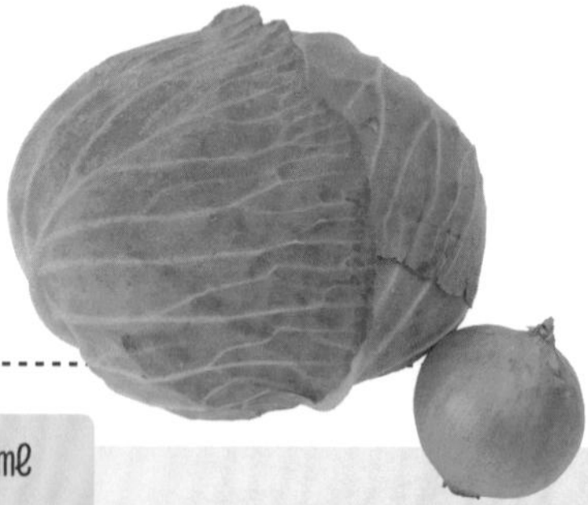

洋蔥含有大量的降血糖成分，
高麗菜則是提高免疫力的代表性蔬菜。

味噌湯底的材料（2人份）

冷水或熱水…約300㎖
和風高湯粉…⅔小匙
紅味噌…2小匙

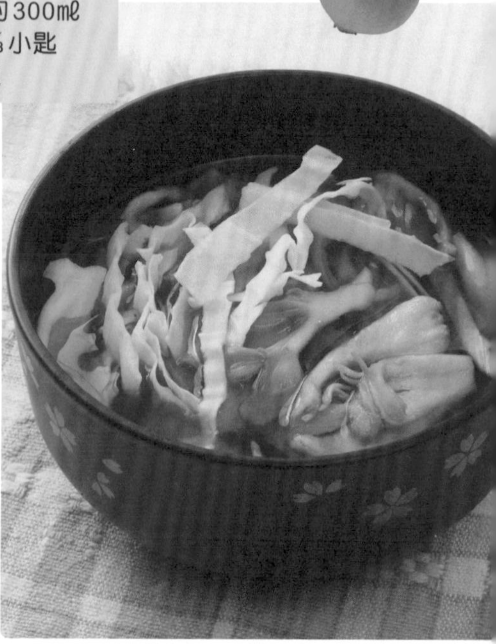

配料食材（2人份）

舞菇…½包　高麗菜…30g
豆腐…¼塊　長蔥…適量
洋蔥…30g

做法

❶將略多於300毫升的熱水煮沸。舞菇切成方便入口的大小，豆腐、洋蔥、高麗菜切成一口大小，倒入水中煮熟。
❷配料煮熟後轉小火，加入和風高湯粉，將味噌溶入湯中。
❸轉中火，加入斜切片的長蔥，煮大約10秒後關火，盛入碗裡就完成了。

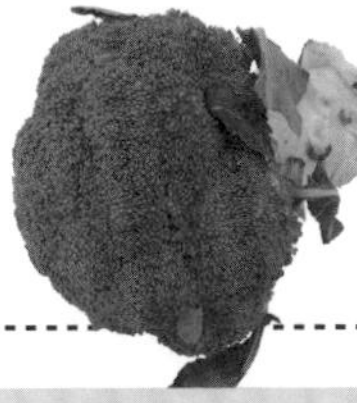

＋青花菜

青花菜有豐富的維他命C，可預防血管老化

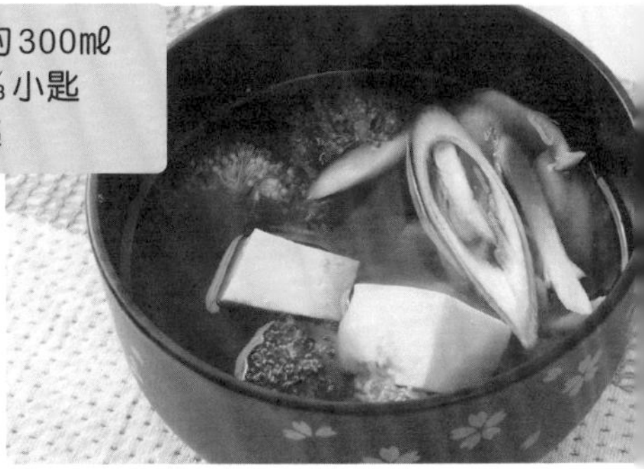

味噌湯底的材料（2人份）

冷水或熱水…約300mℓ
和風高湯粉…⅔小匙
紅味噌…2小匙

配料食材（2人份）

舞菇…½包　青花菜…60g
豆腐…¼塊　長蔥…適量

做法

❶將略多於300毫升的熱水煮沸。舞菇切成易入口的大小，豆腐、青花菜切成一口大小，倒入水中煮熟。
❷青花菜煮熟後轉小火，加入和風高湯粉，將味噌溶入湯中。
❸轉中火，加入斜切片的長蔥，煮大約10秒後關火，盛入碗裡就完成了。

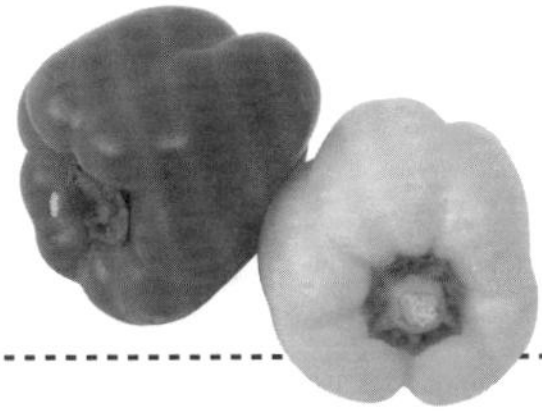

＋甜椒

甜椒中大量的色素成分，具有防止血管氧化的功用

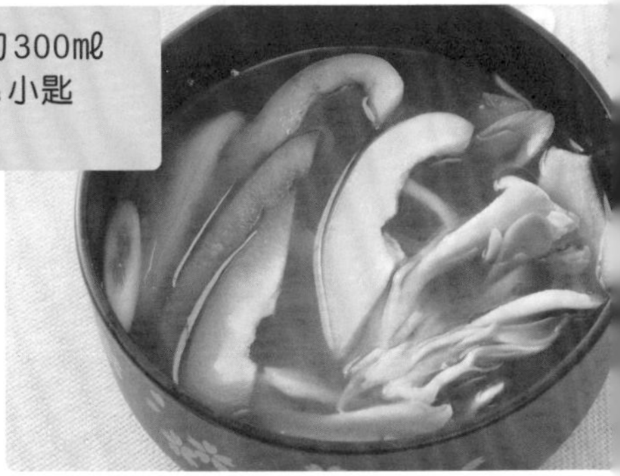

味噌湯底的材料（2人份）

冷水或熱水…約300mℓ
和風高湯粉…⅔小匙
紅味噌…2小匙

配料食材（2人份）

舞菇…½包　甜椒…30g
豆腐…¼塊　長蔥…適量

做法

❶將略多於300毫升的熱水煮沸。舞菇切成易入口的大小，豆腐、甜椒切成一口大小，倒入水中煮熟。
❷轉小火，加入和風高湯粉，將味噌溶入湯中。
❸轉中火，加入斜切片的長蔥，煮10秒左右關火，盛入碗裡就完成了。

+海帶芽與水煮大豆

海帶芽的膳食纖維可減緩糖分吸收速度，
大豆是好的蛋白質，可預防營養不足

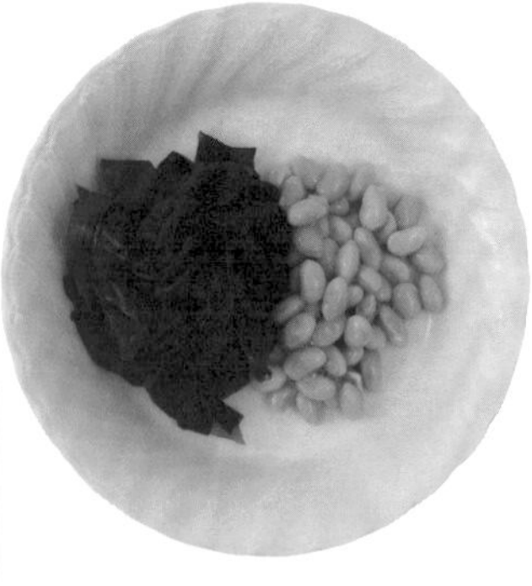

味噌湯底的材料（2人份）

冷水或熱水…約300㎖
和風高湯粉…⅔小匙
紅味噌…2小匙

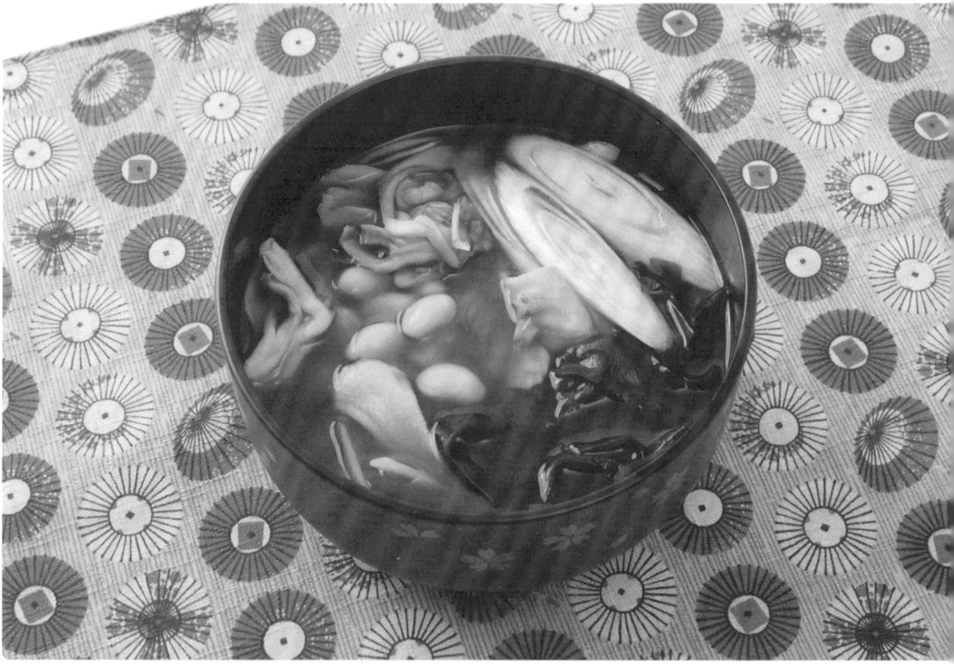

配料食材（2人份）

舞菇…½包
海帶芽…適量
水煮大豆…30g
長蔥…適量

做法

❶將略多於300毫升的熱水煮沸。舞菇切成易入口的大小，倒入水中煮熟。
❷將海帶芽切成方便入口的大小。
❸①轉小火，加入和風高湯粉，將味噌溶入湯中，加入大豆。
❹轉中火，加入斜切片的長蔥，最後加入海帶芽，煮熟後關火，盛入碗裡就完成了。

年末年初吃太多，就用關東煮減去增加的體重！推薦5種控制血糖的最佳食物

血糖控制情況易在新年期間惡化

為了防止糖尿病併發症，控制血糖是很重要的頭等大事，需透過飲食或運動等方式避免高血糖，管理血糖數值。

但是每到年末年初，血糖控制的情況就會惡化。相關醫學論文已證明這個事實。年末年初較難控制血糖的原因主要有三點。

第一點是因為尾牙或新年期間吃太多大餐，導致體重增加。體重增加造成胰島素功能下降，血糖值因此升高。

第二點原因在於，年末年初有許多深夜特別節目，容易陷入睡眠不足、生活不規律的生活。人體內有生理時鐘基因，負責維持每日的身體節奏。生理節奏亂掉會造成代謝功能下降，身體容易變胖。

還有一點是正月不出門、年假只待在家的人，肌肉量很有可能因運動不足而減少。為了降低血糖值，身體需要一定程度的肌肉量，過年期間血糖值升高的人，有可能是受到肌肉量的影響。

不過，糖化血色素值並不會在年假後馬上升高。因為糖化血色素值反映的是過去一～二個月的血糖控制情況。

所以糖化血色素值往往會在2月以後升高。有些人看到1月的檢測結果後會掉以輕心，但年末年初對身體造成的影響，有可能持續好幾個月。

話雖如此，年末年初吃大餐的機會變多是在所難免的事。與其刻意忍耐不吃，比較實際做法應該是多調整新年期間的生活模式。

年末年初暴飲暴食的結果就是體重增加。如果體重在年假期間增加了，盡快讓體重恢復很重要。也就是說，我們需要藉由重設體重，來防止血糖控制情形惡化。

早午餐正常進食 晚餐改吃關東煮

應該有很多人覺得減重花時間煮飯很麻煩吧？所以，我想推薦各位吃關東煮。關東煮中有許多低卡路里的食材，可以有效幫助減重。

不過只選擇低卡路里的關東煮會造成營養不均衡，更需要花心思挑選食材。假設要選擇5樣菜，那麼我會先選蔬菜類的白蘿蔔（高麗菜捲也可以）；為攝取好的蛋白質，就加一顆蛋吧。我還想吃魚肉，會選擇魚丸（鱈寶也可以）。再來還可以選低卡路里但富含膳食纖維的海帶或蒟蒻（蒟蒻絲也可以）。

你也可以選擇其他菜色，但漿類食品通常都含有大量的卡路里和鹽分，請不要吃太多。如果想把關東煮當配菜吃，建議晚餐食用。早餐和午餐正常飲食，晚餐則改吃低卡路里的關東煮。但要注意的是，既然都特地吃關東煮當配菜了，就不能吃太多飯，不然會無法達到減重效果。如果可以的話，建議少吃白飯，選擇五穀雜糧飯或燕麥飯，飯後血糖值比較不會升高。

自己做關東煮，營養成分較不會流失，還能吃到新鮮食材；即使覺得自煮很麻煩，也能在便利商店輕鬆買到。購買時建議選擇前面介紹的5樣菜色。

（板倉弘重）

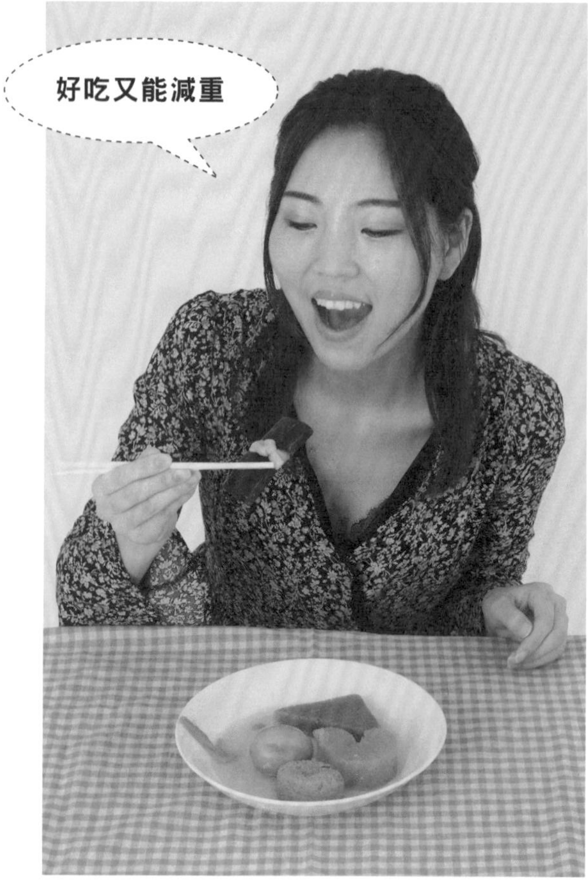

有效降血糖 便利商店的關東煮菜色 最佳5選

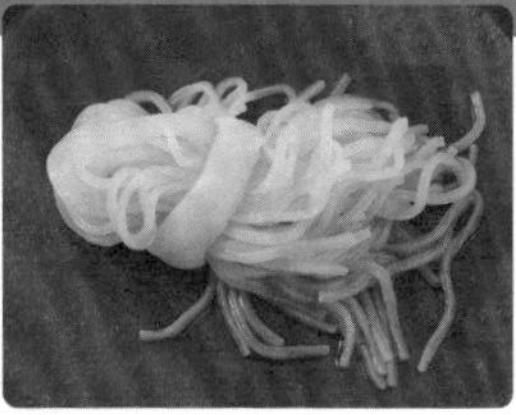

蒟蒻絲
也可以

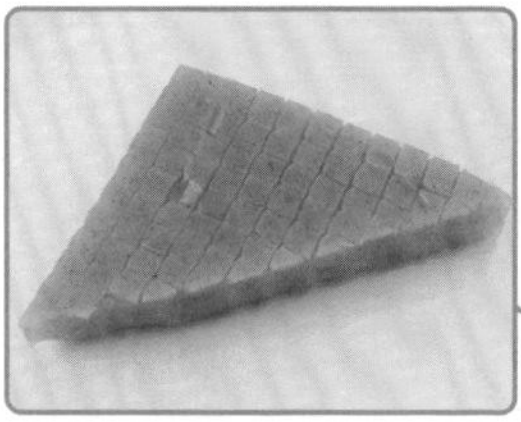

蒟蒻

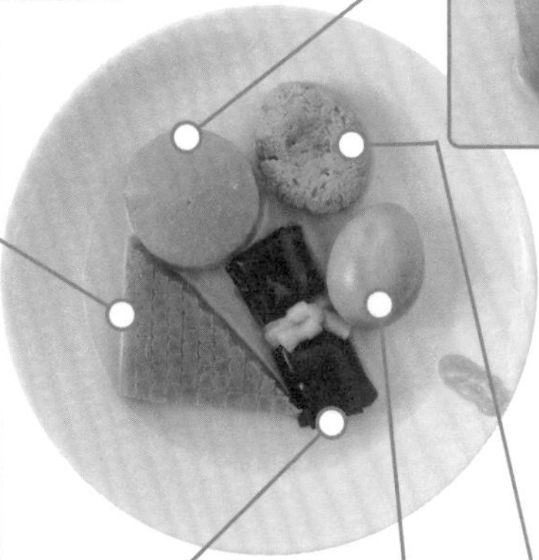

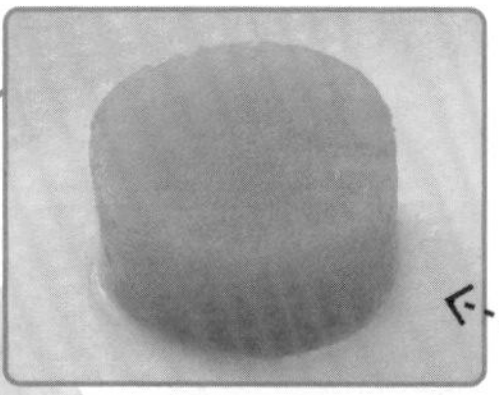

白蘿蔔

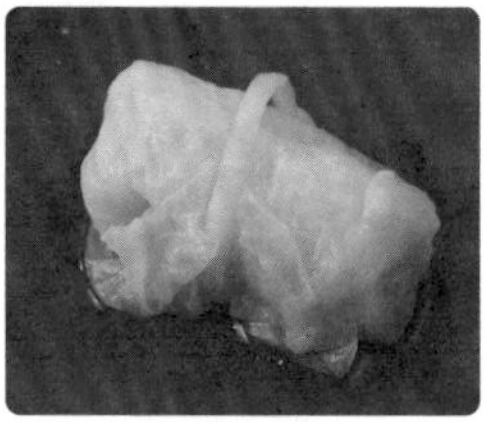

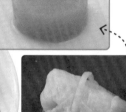

高麗菜捲
也可以

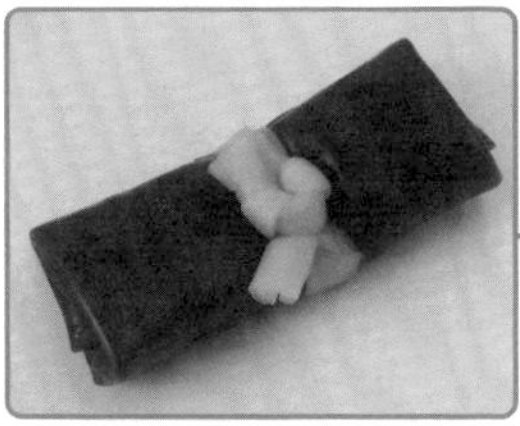

海帶

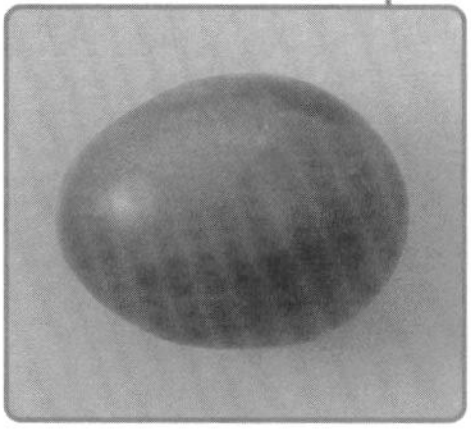

雞蛋

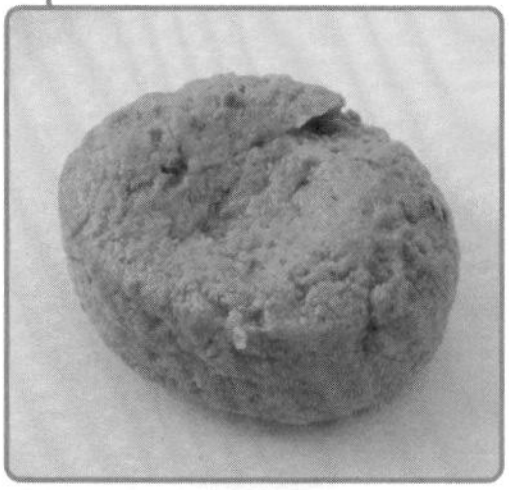

魚丸

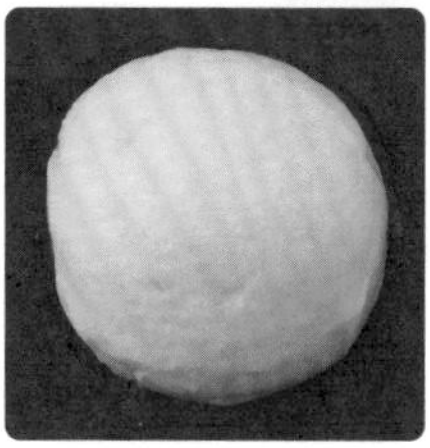

鱈寶也可以

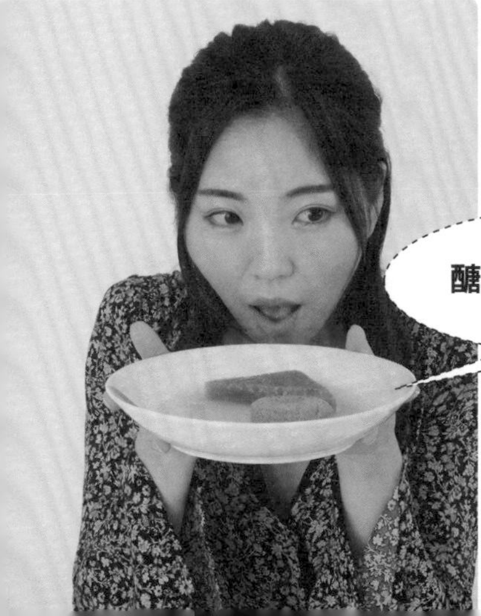

湯裡的
醣類和鹽分很多，
所以不喝湯。

加入根莖蔬菜，含有大量強化腎功能的有效成分！美味的【根菜湯】

透過飲食養生顧腎 活得健康又長壽

居住在溼度很高的環境，體內無法順利排出的水分容易囤積，往往對負責代謝的腎臟造成負擔。

尤其冬天更是腎臟最頻繁運作的季節，而腎臟又畏寒，因此冬天比其他季節更需要藉飲食保養腎臟。

根菜類是補足腎功能、增加活力的代表性食材。

根菜類不僅能促進排尿，排出多餘水分，有助解毒，提高腎功能，還有滋養強身、解熱等多種效用。

在增強腎功能的藥膳料理中，海帶、羊栖菜、海苔、黑木耳、黑芝麻、黑豆、紫米、牛蒡等黑色食物是很好的食材。

山藥、芋頭、胡桃等食物也能強化腎臟功能，發揮補充腎精（儲存在腎中的生命能量）的作用。

「寒冷」是腎的大敵，多使用有保暖作用的食材，比如根菜類、薑、蔥、蒜頭等，吃一些暖呼呼的料理是很重要的事。

推薦各位製作「根菜湯」，輕鬆吃到增強腎功能的食材。一次將多種配料的有效成分溶於湯中，品嚐一整碗美味湯品。

「根菜湯」可依照喜好自由搭配食材或調味方式。你可以加入大豆以增強腎與肝功能，或是使用保暖身體的胡蘿蔔或南瓜等配料。只要加一些生薑泥或蔥花作為藥味食材，還能讓身體更暖和。

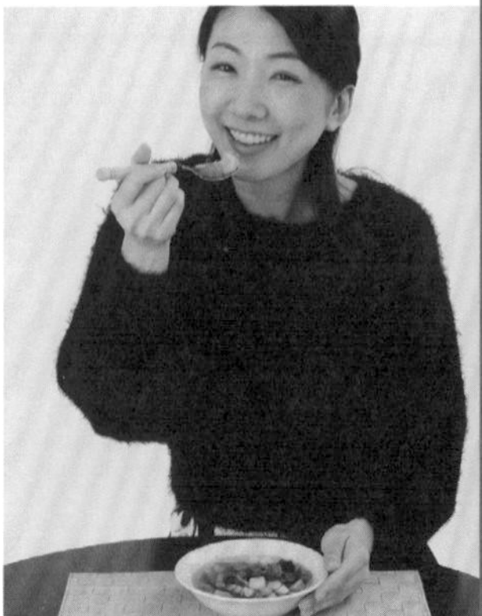

東洋醫學有一個概念是「人的一生，由腎開始，由腎而終」，腎功能下降會造成老化現象。為延緩人體老化的速度，請透過飲食養生來保養腎。

（武　鈴子）

提高腎功能

「根菜湯」的做法

材料（4人份）

蓮藕…100g、胡蘿蔔…100g、牛蒡…100g、蒟蒻…½片（100g）、海帶…10㎝方形1片、山藥…100g、高湯（海帶柴魚片高湯，無鹽）※…1000㎖

《調味料》米酒…50㎖、味醂…50㎖、薄醬油…25㎖、砂糖…1大匙

※也可以使用市售的無鹽高湯。如果沒有高湯，可改為1000毫升的水。

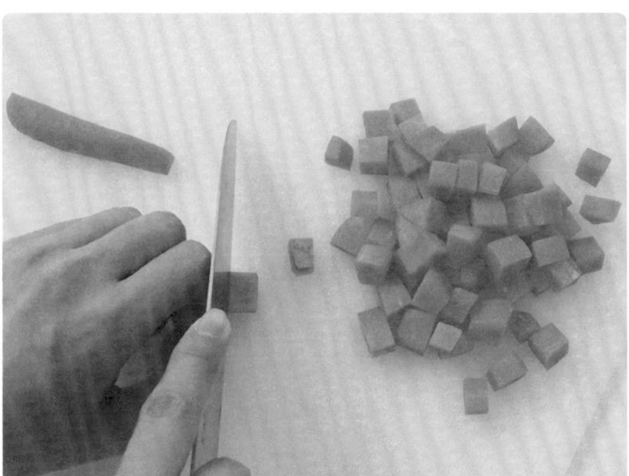

做法

1

將蓮藕、胡蘿蔔洗淨削皮，切成大約1公分的塊狀。

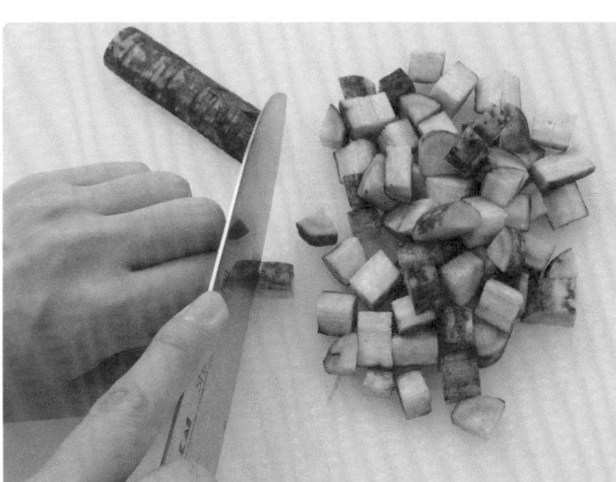

2

牛蒡洗乾淨後不必去皮，直接切成大約1公分的塊狀。

3

將山藥切成比2大一點的塊狀。

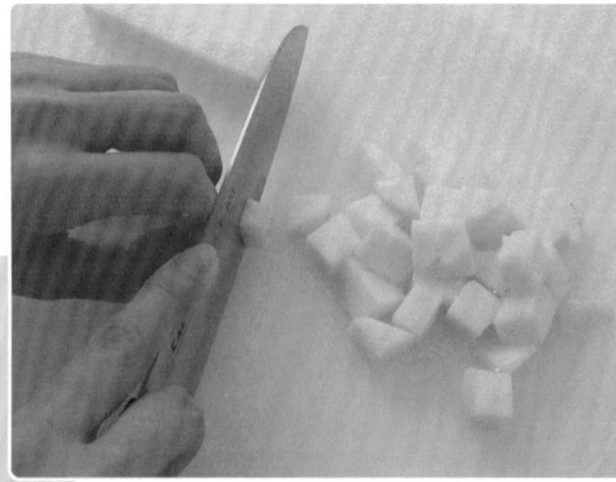

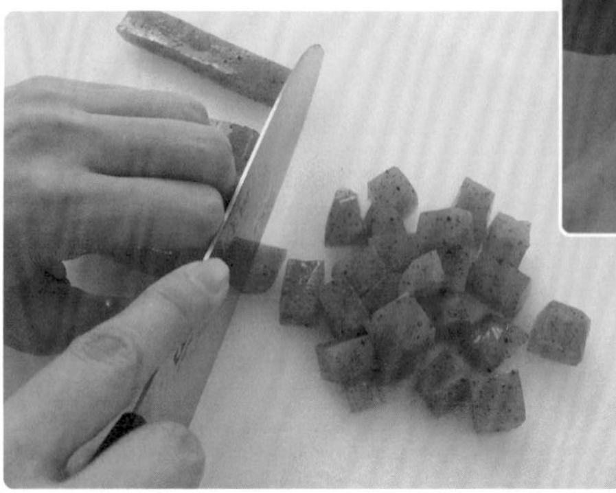

4

蒟蒻和海帶切成大約1公分的塊狀。

5

將1～4倒入鍋中，加入高湯，蓋上鍋蓋並打開大火。煮沸後加入砂糖，再轉小火並移開鍋蓋，大約煮10分鐘。

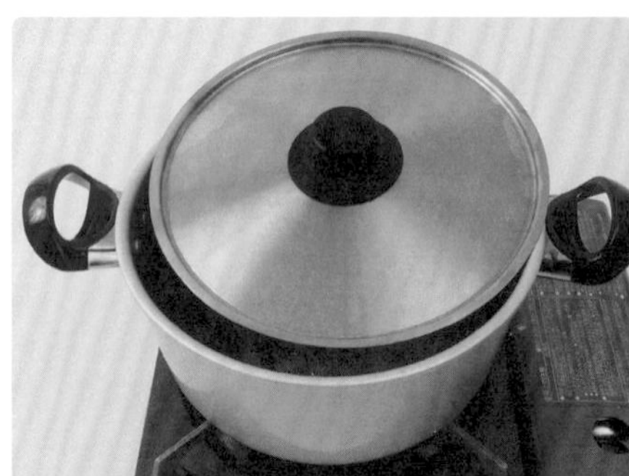

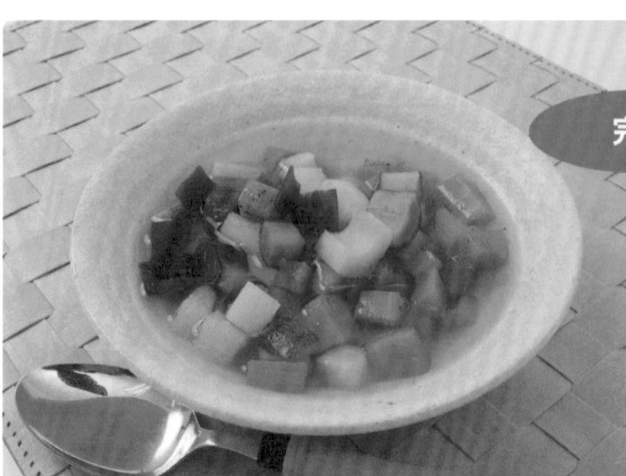

完成

將所有調味料加入5，繼續煮10分鐘就完成了。
裝入碗中，連湯一起吃。

減鹽是改善腎功能的必做功課！推薦減鹽方法之一【勾芡料理】

味道容易停留在舌尖 清淡調味也能大飽口福

慢性腎臟病（CKD）最重要的是早期發現和早期治療。除此之外，由慢性病引發的慢性腎臟病患者，尤其需要改掉生活習慣。為了重新調整飲食生活，減鹽是特別重要的功課。吃太多鹽會導致血壓升高，容易引發高血壓。而且還會像腎硬化症那樣，因為高血壓而罹患慢性腎臟病。減鹽可以有效預防並改善慢性腎臟病或腎功能下降的問題。

基本上，每日的鹽分攝取量請以6公克以下為目標。但是，被診斷有慢性腎臟病的人，需根據嚴重程度調整鹽分的控制量。請務必依照醫師的指示執行。

本篇推薦的減鹽技巧是「勾芡料理」。做法是以溶於水的馬鈴薯澱粉製作勾芡，最後淋在料理上，有些醫院也會以這種方式減少鹽分。

料理的重點在於，只在稠狀的勾芡中加入調味料。

剛開始不必使用調味料，直接拌炒食材，或是以未經調味的高湯煮熟食材。做好之後，最後將原用量一半的調味料混入勾芡，並且淋在烹調好的食材上。加入勾芡後，味道更容易殘留在舌頭上，整道菜的味道融在一起，口味很濃郁，清淡的料理也能大飽口福。

還有其他清淡好吃的烹調方法，比如「善用高湯」，「使用蔥、薑、蒜頭等香氣蔬菜」，或者「使用醋、山葵醬、日式芥末醬、咖哩粉等辛香料」。

減鹽需要特別注意的事是加工食品的使用。比如使用火腿、香腸、烤竹輪或鱈寶時，應先確認食品包裝標示的含鹽量，並且減少鹽巴用量，一起培養減鹽習慣吧。

請多多注意飲食生活，避免增加腎臟負擔，維持健康的腎臟。

（川嶋　朗）

少鹽料理也能吃得滿足

【勾芡料理】的製作訣竅

在完成烹調後加入勾芡，勾芡能夠使味道更容易停留在舌尖，減少鹽分的同時還能滿足口腹之慾。
勾芡做法可應用於各式料理，比如下一頁介紹的青菜炒肉，或是醬汁浸菜、燉菜之類的料理，請務必嘗試看看。　（《健康》腎臟取材小組）

勾芡料理的製作要點

1 準備正常烹調時的調味料用量。

2 將含鹽調味料的分量減半，其他調味料則維持原本用量。

3 以烹調過程不加鹽巴為原則。

4 完成烹調後，將鹽量減半的調味料全部倒入馬鈴薯澱粉中混合，並且加入料理中。

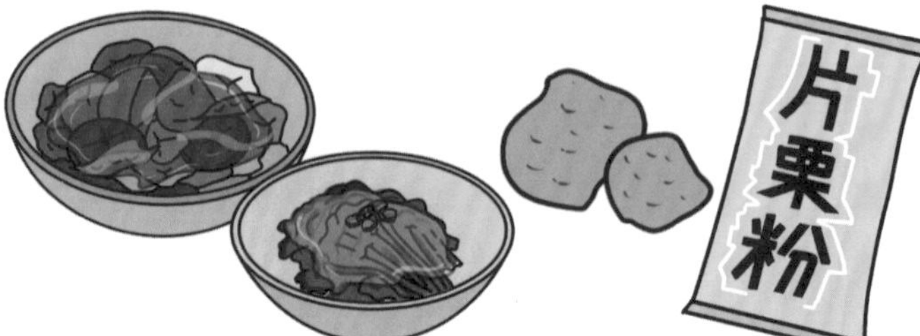

做法說明，以青菜炒肉為例

勾芡材料（4人份）

鹽…$\frac{2}{3}$小匙
（正常用量的一半）
胡椒粉…少許
馬鈴薯澱粉…2大匙
水…100mℓ

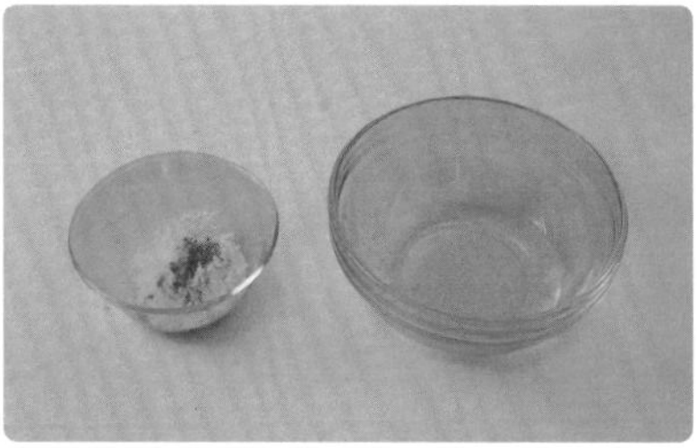

※另外還要準備炒青菜的常用食材。

1 將水以外的其他勾芡材料全部倒入碗中，並且攪拌均勻。

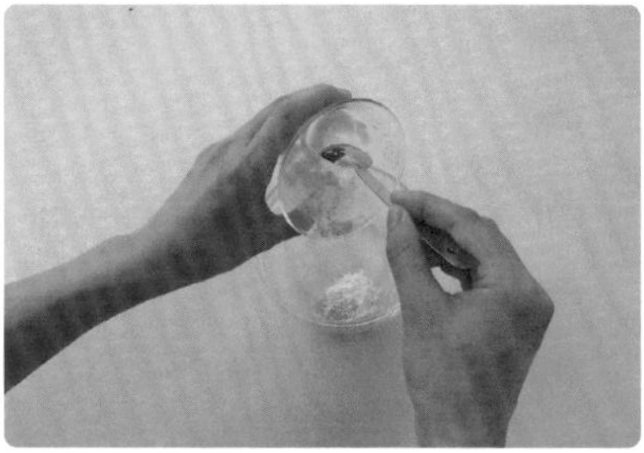

2 開始做青菜炒肉。

3 將水全部倒入1，攪拌均勻。

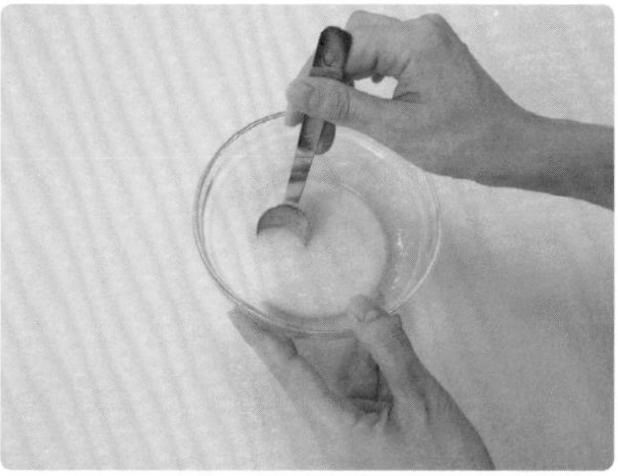

4 將3繞圈倒入做好的青菜炒肉中攪拌，讓所有食材均勻混合，最後關火就完成了。

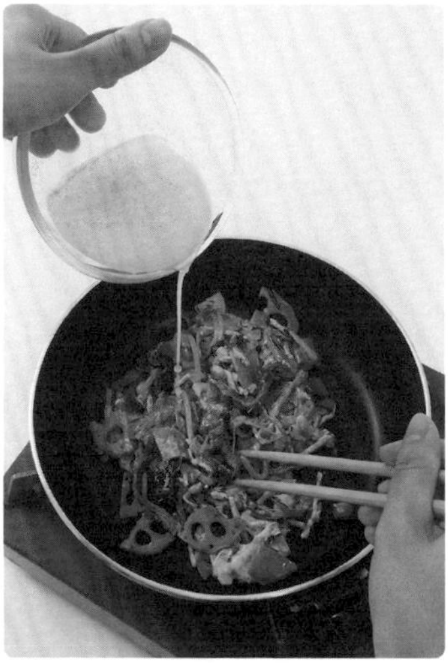

＊做好醬汁浸菜或燉菜後，淋上勾芡。只要在勾芡中加入高湯或香料，就能做出少鹽且滿足味蕾的料理。請多方嘗試，做出自己喜歡的勾芡料理。

大幅改善腎退化引起的下肢痛、掉毛與動脈硬化！暖身也能食補的【羊肉】

成吉思汗烤肉掀熱潮 超市也開始販售羊肉

日本除了北海道之外，其他地方並沒有吃羊肉的習慣。

說到北海道的羊肉料理就會想到成吉思汗烤肉，近年來羊肉被認為是健康的肉類，因此受到關注，掀起小熱潮。

近期已經可以在日本的超市買到羊肉。成吉思汗烤肉使用的羊肉有羔羊（出生未滿1年的小羊）和成羊（出生成長2年以上的羊），基本上兩者的效用沒有差別。

事實上，羊肉具有讓腎臟健康運作的效果。這裡提到的腎臟，是指東洋醫學中的「腎」。其概念比西醫的腎臟範圍更廣，腎是儲存生命能量「氣」的器官。

腎氣不足，會引發下半身疼痛、掉毛、長白髮、血管動脈硬化等問題，也就是身體會加速老化。此外，男性腎氣不足是造成勃起功能障礙的原因。

補充這些不足的氣稱作「補腎」，而羊肉就是一種有補腎作用的食物。因此，中醫發源地的中國將羊肉視為特別的存在。

我曾經前往中國學習中醫知識，在當地得知羊肉是很昂貴的肉類時令我十分驚訝。沒想到品質好的羊肉甚至比最高級的牛肉還貴，這大概是因為羊肉本身具備其他肉類所沒有的藥效吧？

中醫有一種概念稱為「歸經」，表示吃下的食材在體內發揮效果的部位；羊肉的作用部位是腎經和脾經，尤其會在腎臟發揮作用。

此外，中醫將食品的特性稱為「性味」，羊肉的性味是「甘」和「熱」。甘代表滋養與強壯作用，熱則是保暖身體的作用。

我自己也有過吃了羊肉料理後，身體變得暖呼呼的經驗。成吉思汗烤肉是寒冷北海道的鄉土料理，或許就是因為羊肉的保暖作用吧？

順帶一提，牛肉和雞肉是比熱更溫和暖身的「溫」，而豬肉不具有保暖或退熱的特性，則是「平」。也就是說，只有羊肉是保暖效果很好的肉類。

如今是難得能輕易買到羊肉的時代，當然要多吃羊肉以補腎氣，改善老化相關症狀。

建議每天的攝取量為1～2片羊肉片

即使應該多吃羊肉，但每天都吃成吉思汗烤肉的話，馬上就會吃膩了，更何況每天吃大量肉類會攝取過多的動物性蛋白質。但如果不每天吃一點羊肉，會很難發揮藥效。

不過，有些人並不喜歡羊肉獨特的騷味。不喜歡羊騷味的人請多多善用香料調味。另外補充，中國的羊肉料理會用到丁香、八角、薄荷、薑黃等調味。

這些都是很容易在超市買到的辛香料，但最容易取得的是胡椒粉。胡椒粉可以減少羊騷味。

撒一些鹽巴調味也沒問題，但腎臟病患者需要控制鹽分，所以要注意不能超過每日的鹽分攝取量。

至於具體的食用方法，請買盒裝的成吉思汗烤肉羊肉片，以冷凍保存，每天烹調食用1～2片（請參考下一頁）。

可以烤羊肉、炒羊肉或加到湯裡煮，想怎麼吃都沒問題，請以自己能持續下去的方式品嚐羊肉。覺得每天煮飯很麻煩的話，可以先將所有肉片一次烤好再冷凍保存，每天用微波爐加熱1～2片食用。

到了50歲左右，或多或少都會出現腎氣退化的問題。針對下半身有疼痛感或疲勞感的年紀，羊肉是我很推薦的食品。

（岡田研吉）

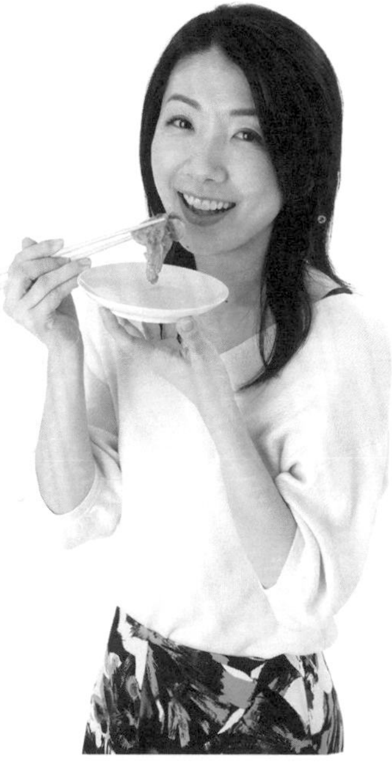

每天吃一點羊肉（示範吃法）

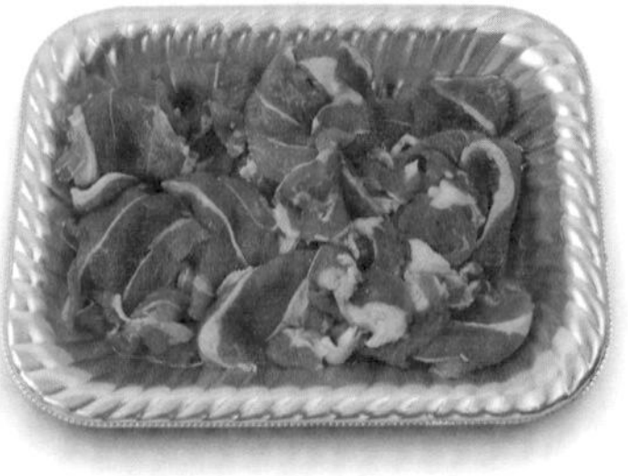

1 準備一盒羔羊或成羊的肉片。

＊照片使用的是羔羊，事先冷凍保存。

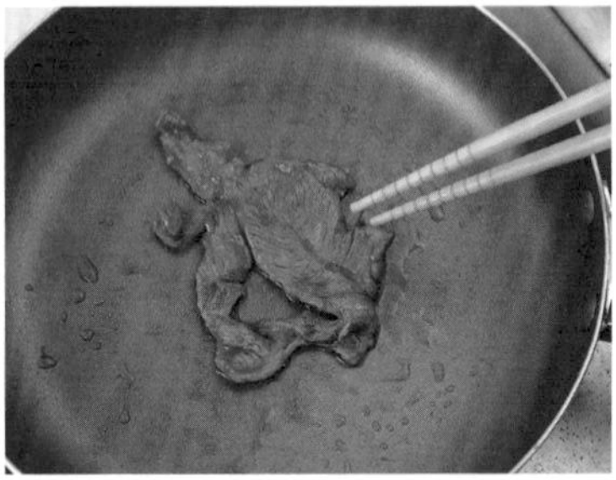

2 用平底鍋拌炒。

3 撒上一些胡椒粉

不喜歡羊騷味的人可以撒上胡椒粉，這樣更容易入口。

完成

建議吃1～2片羊肉，每天持續食用。也可以直接用火烘烤，或是川燙食用。

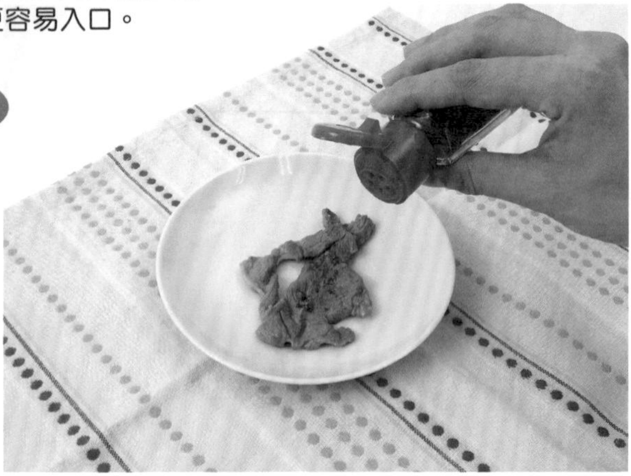

帶皮洋蔥湯

可修復受損血管，還能抑制血壓升高！預防高血壓性腎硬化的【洋蔥湯】

洋蔥皮和皮的周圍含有大量營養成分

說到洋蔥，大家都知道是一種健康蔬菜。世界各地的學者不斷發表新的研究論文，證明洋蔥含有很高的健康效果。

其中特別受關注的是，洋蔥皮和皮的周圍含有大量的槲皮素，是多酚一種。槲皮素是高血壓患者或動脈硬化高風險族群的強大夥伴。

造成血壓升高或動脈硬化的原因，是因為血管內側的內皮細胞遭到體內酸化物質破壞。

槲皮素強大的抗氧化可以修復內皮細胞，讓血管恢復年輕。槲皮素還能消除酸化物質的有害性，有效預防並減緩高血壓、動脈硬化、高血壓性腎硬化。槲皮素也能抑制身體吸收膽固醇和中性脂肪，促進脂質代謝，因此對有慢性病或肥胖困擾的人來說是很好的成分。

除了槲皮素之外，洋蔥還有許多對人體有益的營養成分。比如散發強烈辣味的成分二烯丙基硫醚，不僅可稀釋血液，還有抗氧化及抗發炎作用。

不僅如此，洋蔥有豐富的膳食纖維作為益生菌的食物來源，也含有礦物質與維生素B群。維生素B_1是肌肉活動的必備元素，鉀可排出體內多餘鹽分，助血壓保持穩定。

我們可以藉由以上的例子了解，洋蔥是營養成分的合成物。正如前面提到的內容，洋蔥皮和皮的周圍有大量的營養成分，因此建議使用整顆洋蔥進行烹調。

請各位務必實際做看看下一頁介紹的「帶皮洋蔥湯」。這道料理跟普通的洋蔥湯不一樣，需要連皮一起烹煮。如此一來才能獲取洋蔥所有的營養成分。

洋蔥皮的營養已溶於湯中，所以只要將皮以外的部分吃掉即可。

（板倉弘重）

應對高血壓性腎硬化

【帶皮洋蔥湯】的做法

食譜　落合貴子

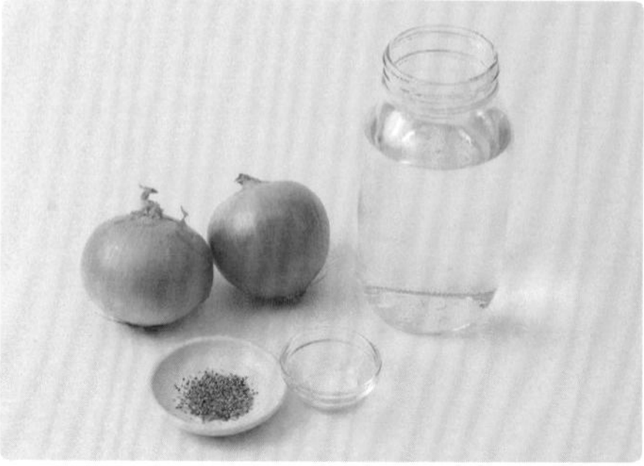

材料（4天份）

洋蔥…2顆
水…800mℓ～1ℓ
鹽巴、胡椒…少許

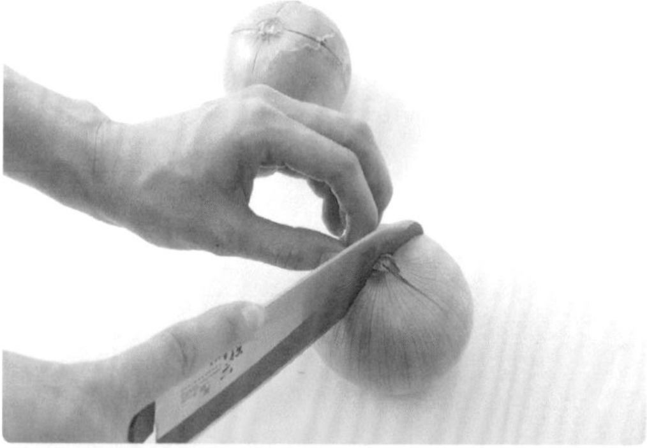

做法

1 切出切痕

只去除表皮特別髒的部分，快速清洗並切除根部，在頭部切出很深的十字切痕。

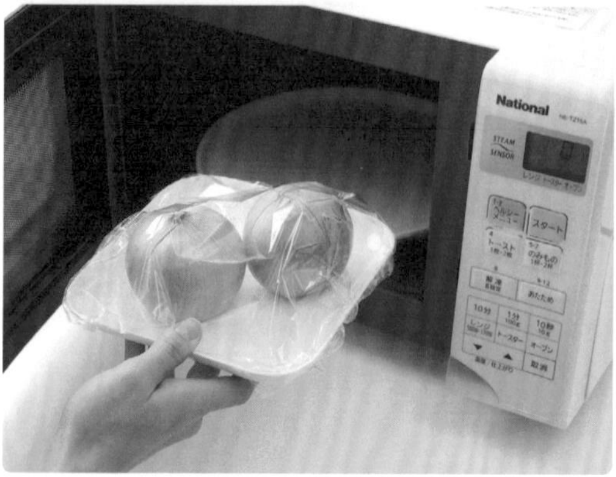

2 微波爐加熱

將1裝入耐熱盤，封上保鮮膜並加熱5分鐘。

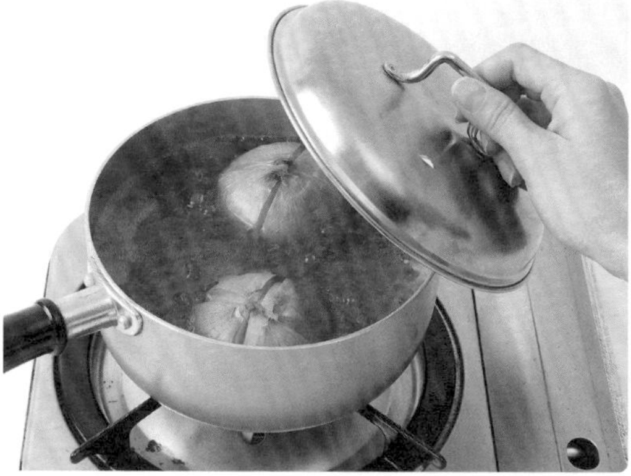

3 水煮

將2（十字切痕朝上）和水裝入小鍋子，蓋上鍋蓋，以中火水煮。

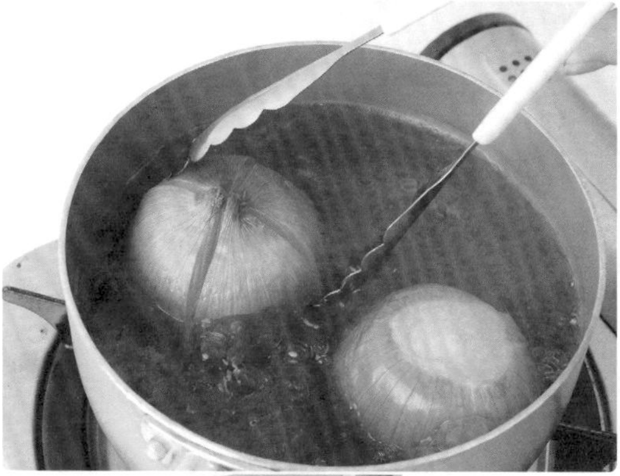

4 翻面水煮

將洋蔥翻面（切痕朝下），蓋上鍋蓋，煮5分鐘。

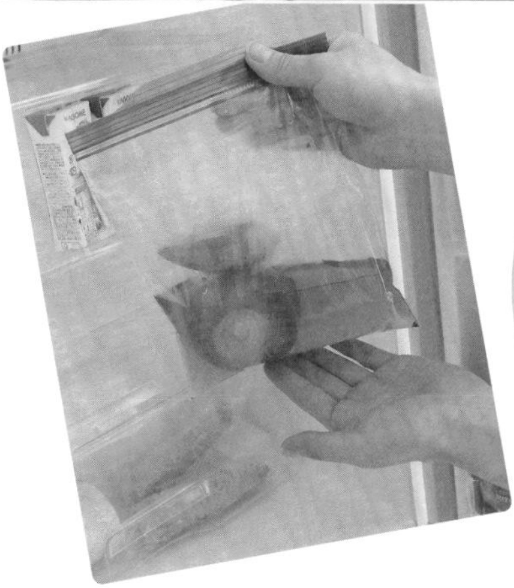

完成

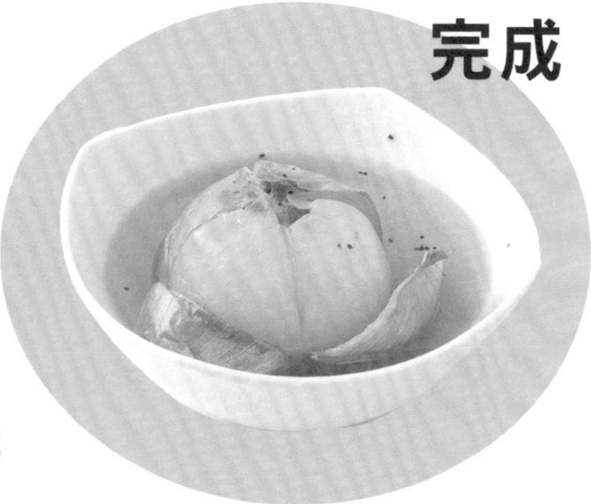

保存方式

倒入夾鏈保鮮袋，冷藏或冷凍保存。

灑上鹽巴或胡椒粉。洋蔥皮的成分已溶於湯中，所以不吃皮也沒關係。

茄紅素吸收率高！

【橄欖油番茄汁】的做法

材料（1人份）

市售番茄汁
（無添加食鹽與砂糖）…200mℓ
橄欖油…1小匙

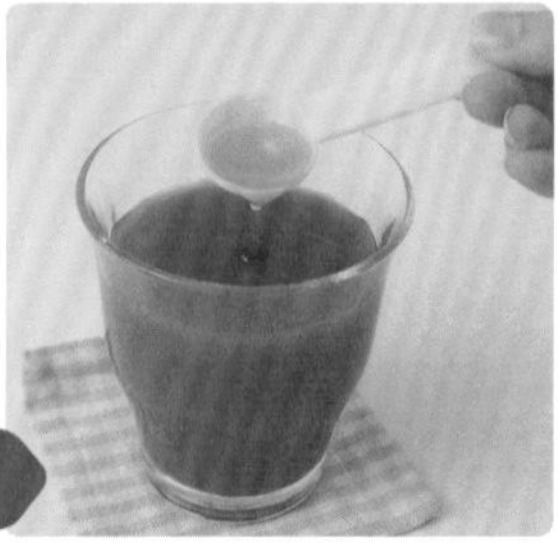

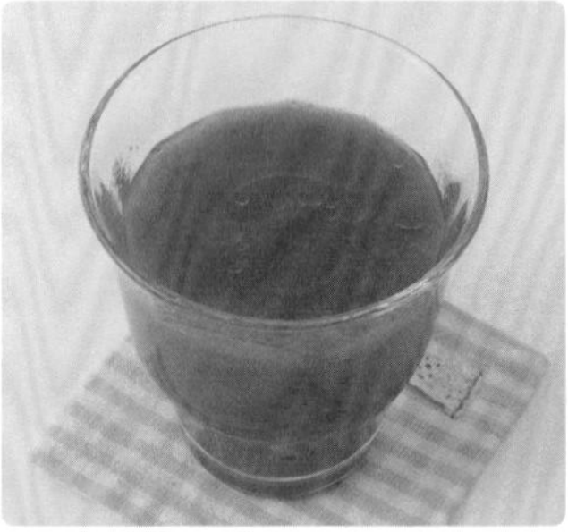

做法

❶將番茄汁倒入玻璃杯。
❷將油加入①，仔細攪拌混合就完成了。

一天只要喝一杯就能改善糖尿病！

推薦在寒冷季節加熱飲用

【熱番茄汁】的做法

材料（1人份）

市售番茄汁
（無添加食鹽或砂糖）…200mℓ

做法

❶將番茄汁倒入馬克杯。
❷用微波爐將①加熱到方便飲用的溫度，製作完成。微波爐的建議加熱溫度是500W，時間1分鐘～1分半鐘。＊也可以加1小匙橄欖油。

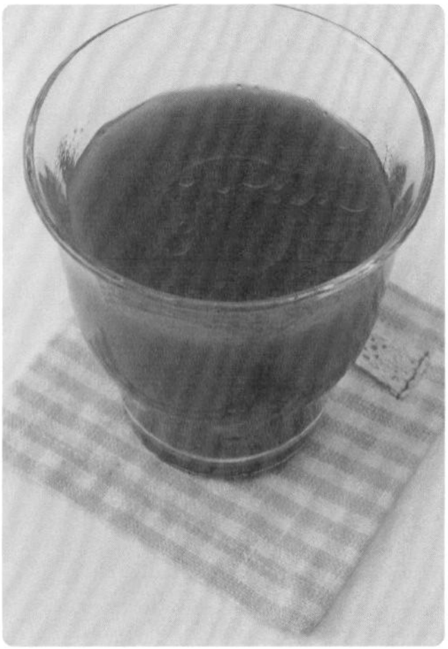

輕鬆獲取醋的降血糖功能！

推薦市售的醋飲

挑選方法

購買市售的醋飲時，可依喜好選擇含有黑醋或蘋果醋的飲品。但不要選太甜的飲料。

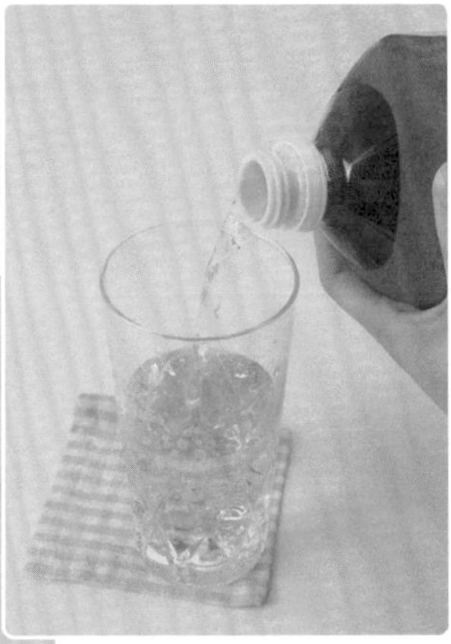

飲用方法

將市售的200毫升（1人份）醋飲倒入玻璃杯。

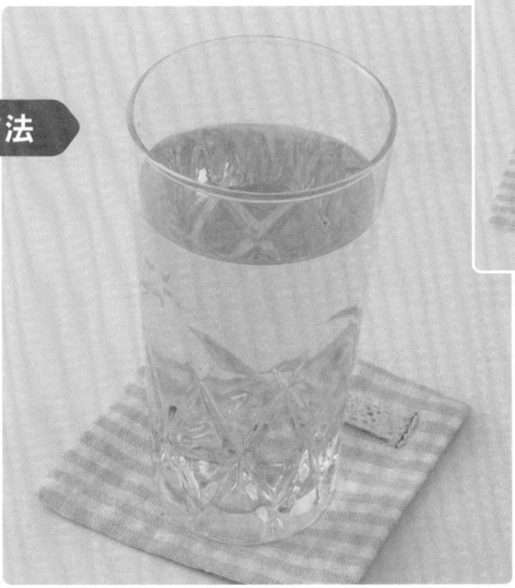

番茄汁的茄紅素是生番茄的3倍！

番茄中的茄紅素具有「抗氧化作用」，可以防止血管氧化，避免引發糖尿病併發症。

如果想攝取茄紅素，建議選擇市售的番茄汁。這是因為市售番茄汁的茄紅素含量是生番茄的3倍。

茄紅素屬於脂溶性成分，加一點橄欖油再飲用也能達到效果。

除此之外，醋還具有降血糖的功能，與其自行用水稀釋醋，更推薦可直接飲用的市售醋飲。

不論哪種飲品，都建議儘量每天喝一杯。

（泰江慎太郎）

減鹽＆高血壓、糖尿病、代謝症候群退散

一天１大匙醋

教學 川村哲也

醋含有大量的乙酸，對引起腎功能下降的高血壓、糖尿病、代謝症候群很有效。每天喝1大匙或當作調味料使用，有機會達到減鹽效果。養成長期持續攝取的習慣很重要。

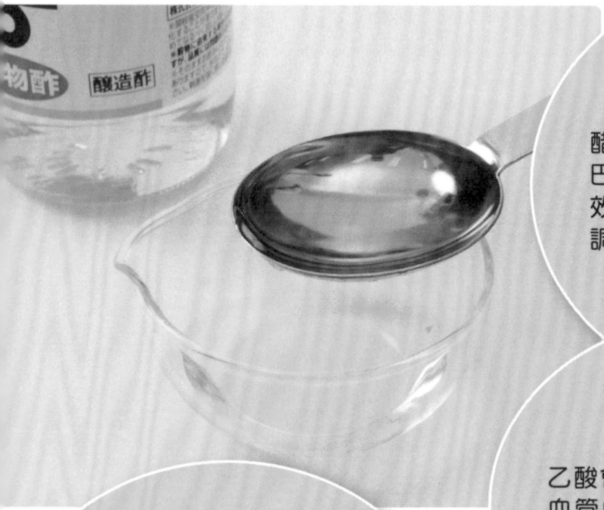

少鹽

醋沒有添加食鹽，可以代替鹽巴作為調味料，輕鬆達到減鹽效果！但有些醋品會添加食鹽調味，購買時需要仔細確認。

降血壓

乙酸會促進身體分泌一種擴張血管的物質「腺苷」，改善血液循環。血液循環變好能減輕心臟的負擔，並且降低血壓。

因應代謝症候群

長期吃醋可減少內臟脂肪和血中中性脂肪。乙酸能抑制體內製造脂質，促進燃燒，具有減少內臟脂肪的功能。

降血糖

乙酸能阻止消化酵素活動，讓食物在體內慢慢消化。消化速度減緩後，身體吸收糖分的速度也會變慢，可以避免飯後血糖快速上升。

養成1天
喝1大匙15g
的習慣

低鉀飲食

水煮、冷泡蔬菜

推薦給
需要控制鉀
攝取量的人

教學 川村哲也

豆類、黃綠色蔬菜及水果含有大量的鉀，但這些蔬菜也富含礦物質和膳食纖維，不能完全不吃。我們可以利用鉀易溶於水的特性，高效獲取身體必須的營養。

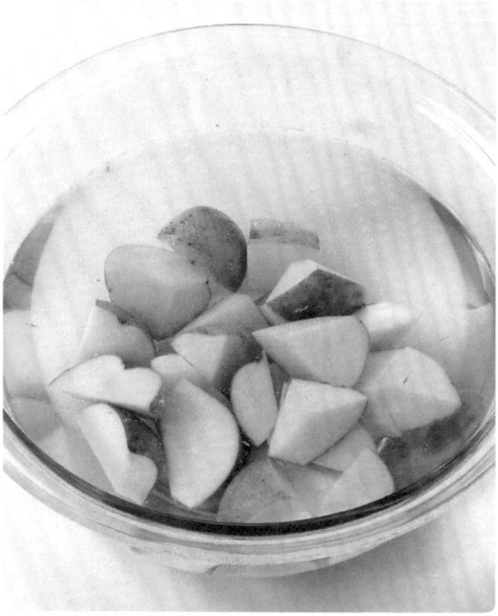

冷泡

用於沙拉的蔬菜需事先泡水1小時。增加食材的切面更容易減少鉀的含量。

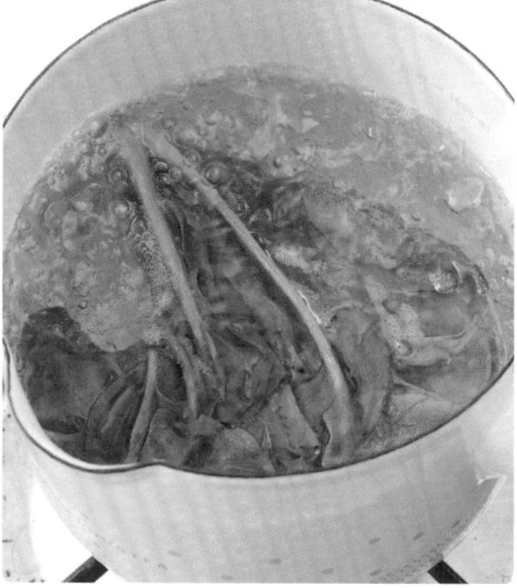

水煮

將食材川燙後做成溫蔬菜，可大量減少鉀含量。重點在於不使用煮過的湯汁，請直接倒掉。

高鉀食物

大豆（乾）	1900mg	豆味噌	930mg	魁蒿	890mg	扁桃仁(乾)	760mg
花生（乾）	740mg	蜂斗菜	740mg	酪梨	720mg	銀杏	710mg
菠菜	690mg	芋頭	640mg	毛豆	590mg	明日葉	540mg
長蒴黃麻	530mg	竹筍	520mg	韭菜	510mg	小松菜	500mg
鯰魚	370mg	竹莢魚	360mg				

※每100克的含量（取自文部科學省「食品成分資料庫」）

每日三餐的減鹽訣竅！

自製高湯

教學　川村哲也

烹調食物時，除了儘量不在調味料中使用鹽巴外，還要注意高湯的使用。市售的高湯含鹽量很高，用海帶或柴魚片等乾貨製作高湯，就可以大幅減少鹽分。

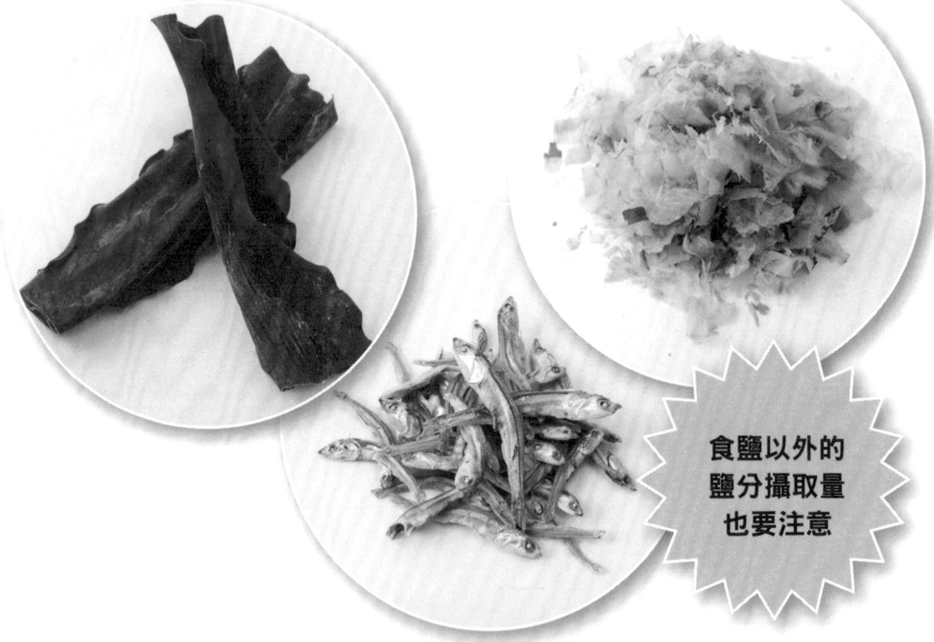

小魚乾、柴魚片及海帶含有大量鮮味成分「麩胺酸」和「肌苷酸」。減鹽後覺得味道不夠的人，請多多善用這些鮮味成分。

自製高湯的含鹽量

小魚乾高湯	0.1g	柴魚片高湯	0.1g
海帶高湯	0.2g	香菇高湯	0g
雞骨高湯	0.1g	柴魚片海帶高湯	0.1g

※每100克的含量（取自文部科學省「食品成分資料庫」）

市售高湯的含鹽量

清湯塊1顆（約5g）	2.2g
顆粒和風高湯1小匙（約4g）	1.6g
顆粒中華高湯1小匙（約4g）	1.9g

※（取自文部科學省「食品成分資料庫」）

改善腎臟病的第一步！

減少蛋白質

教學　廣岡 孝

攝取過多蛋白質會增加體內廢物，加重腎臟負擔；不吃太多蛋白質是對抗腎臟病的重要功課。但蛋白質是重要的營養成分，我們應該在有限的蛋白質攝取量中，將好的成分保留下來。

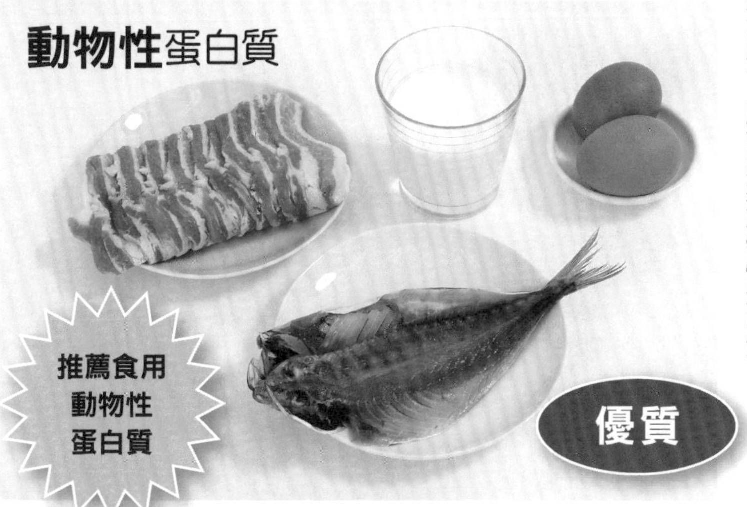
動物性蛋白質
推薦食用
動物性
蛋白質
優質

動物性蛋白質是容易製造肌肉和血液的優質蛋白質，例如肉類、魚肉、牛奶和雞蛋等。在控制攝取量的前提下，但如果要吃蛋白質，應該選擇動物性蛋白質。

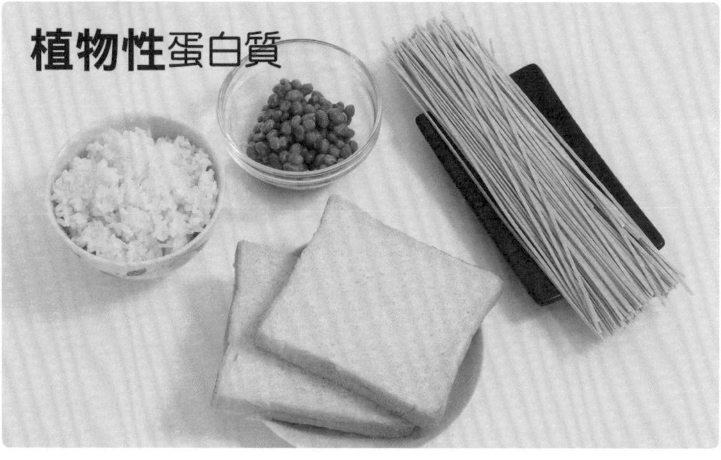
植物性蛋白質

平時常吃的許多食品都含有植物性蛋白質，例如米飯、麵包、麵類等，小心不要吃太多。

外食也要多注意

教學 川村哲也

魚肉比
其他
肉類好

為了顧及飲食營養均衡，應該儘量自行料理，但要完全不吃外食實在太難了。因此平時要控制外食的鹽分攝取量，居酒屋的下酒菜大多比較重口味，一定要特別注意。

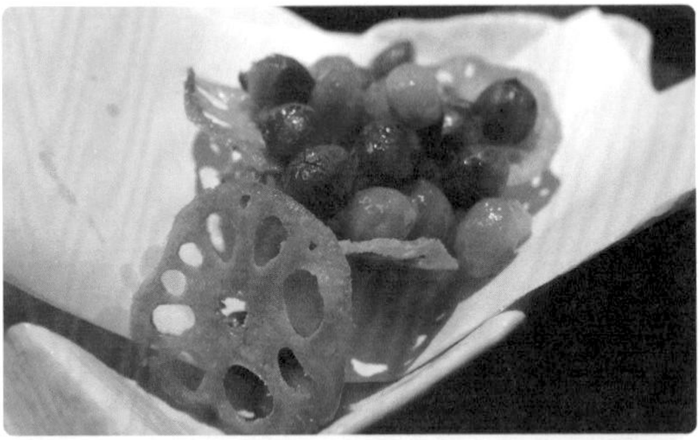

蔬菜料理

燉菜或炒菜的調味通常比較入味，因此建議選擇生菜沙拉、網烤蔬菜或炸蔬菜，這些料理較能自行在餐桌上調整調味料用量。

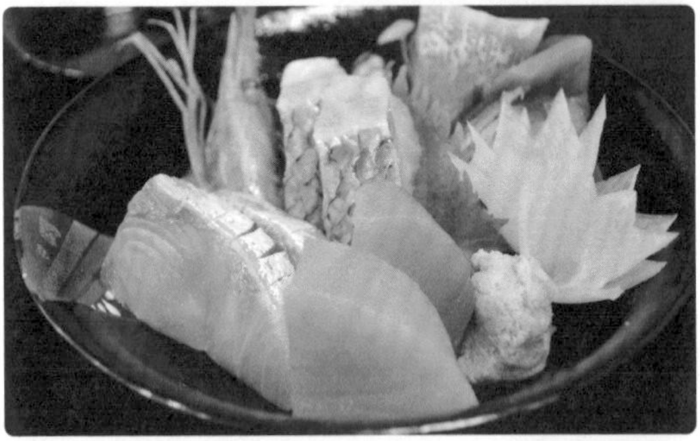

生魚片

點餐時，建議以低脂、低熱量的魚類或生魚片為主。比起高脂、高熱量的烏魚或鮭魚，選擇紅肉的鮪魚、柴魚、竹莢魚、蝦子更好。

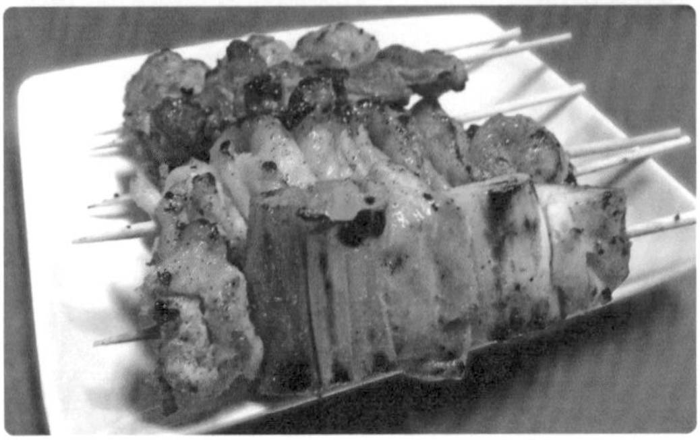

串燒

不論是醬味還是鹽味串燒，每支的含鹽量都是0.4公克。最多只能吃3支，其中一支選擇雞皮或蔬菜串燒，就能避免攝取過多蛋白質。

PART 4

顛覆常識！保持年輕腎臟的祕訣

一寬綜合治療院院長、西日本整骨學院院長
青坂一寬

渡邊醫院院長
渡邊完爾

堀田修診所院長、醫學博士
堀田 修

醫學博士
西原克成

青山・班目診所院長、
自律神經免疫治療研究所所長
班目健夫

快風身體均整院院長
田川直樹

靜岡Training Clinic院長
廣岡 孝

（依刊登順序）

以拳頭按壓，使疲勞的腎臟得以回春！全身活力滿滿還能避免洗腎的【腎臟按摩】

腎臟左右各一交互按摩是關鍵

整骨一般是指放鬆肌肉、矯正歪斜骨骼這類調整身體的治療。我身為一名整骨師，長年以來關注人體肌肉和骨骼，並且替患者治療。我在為許多患者治療的過程中發現了一件事，就是有些人無法藉由整骨改善身體不適，因體質虛弱而身體各處不舒服的人，幾乎無一例外，都有腹部冰冷僵硬的問題。

我開始思考，或許內臟冰冷僵硬的現象，與各種疾病、身體不適的情況有關。於是我運用整骨方法，開發出改善內臟血液循環，活化以腎臟、肝臟為首的全身內臟的方法——內臟放鬆法。

內臟放鬆法需藉由放鬆內臟和附近僵硬的肌肉來促進血液循環，增加流入內臟的血液量。只要改善血流，內臟就能獲得充分的氧氣和營養，加速體內廢物的排放，並且活化內臟功能。我一定要推薦很在意腎臟退化的人，練習內臟放鬆法之一的「腎臟按摩」（請參照第116頁）。腎臟按摩很簡單，只要雙手握拳，放在脊椎兩側的腎臟位置，上下左右移動拳頭，用力轉動並刺激腎臟即可。但有一個按摩重點：一手拳頭放在腎臟上不動，只移動另一手的拳頭，一次按壓一邊，輪流刺激左右腎臟。

這麼做是考量到兩手拳頭同時移動，同時刺激左右腎臟，沒辦法達到充分的效果。我來說明一下原因吧。內臟放鬆法是以我的整骨方法（肌肉鬆弛整骨療法）為基礎設計而成，它最大的特徵並非直接揉壓、按摩僵硬的肌肉（治療點），而是藉由刺激與目標肌肉有深層關係的他處肌肉（相關肌群），來加速消除僵硬或疼痛感。針對想放鬆的治療點，只要用手指按壓即可；但相關肌群要採取揉壓刺激的方式。相關肌群受到刺激後，目標治療點會隨之放鬆，血液循環變好。

進行腎臟按摩時，將拳頭按著的那側腎臟當作治療點，同時揉壓刺激另一側腎臟的周圍肌肉（相關肌群），如此一來就能更快達到效果。

活化腎臟 甩開疾病集合群！

我比任何人都要更深刻體驗過腎臟按摩的效果。因為我從小體質虛弱，成年後家庭醫師告訴我：「青坂先生，你的身體就像疾病的集合體啊。」全身上下都不舒服的程度令人難以想像。

我在50多歲時罹患糖尿病，60歲不久便發現攝護腺癌，開始進行賀爾蒙治療。除此之外，還有過一段重度憂鬱症的痛苦時期，腸胃不好，拉肚子也是家常便飯。同時為慢性肩膀僵硬、腰痛、失眠等問題所苦。

但是，我養成每天做「腎臟按摩」的習慣後，身體狀況在一年半後得到很大的改善。首先是每天晚上都能睡得很熟，身體無力或疲倦的狀況也減輕了。我從50多歲開始排尿困難，後來可以順利排尿，而且沒有餘尿感，離開廁所後不必再跑一趟廁所。不僅如此，忍受多年的嚴重肩膀僵硬也改善了。腎臟衰弱者

腎臟按摩的預期效果

1. 排尿更順利，改善頻尿、餘尿感等問題。
2. 充實精力和體力，身體不容易產生無力感或疲倦感。
3. 解決失眠問題，夜晚安然入睡。
4. 改善腎臟退化造成的肩膀僵硬或耳鳴。
5. 改善精力衰退或勃起功能障礙。
6. 皮膚和頭髮回春。
7. 有助於改善高血壓或糖尿病。

簡單好做，效果超群！

「腎臟按摩」的做法

STEP 1 找到腎臟的治療點

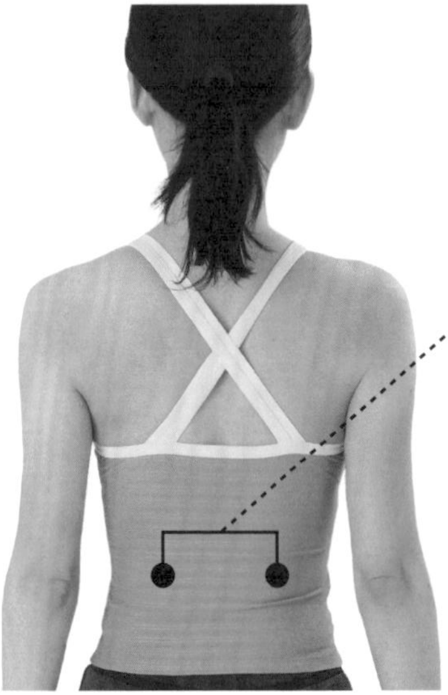

治療點在這裡！

腎臟位在側腹和脊骨中間一帶，左右邊各有一個。照片標示處即是腎臟的治療點。

1

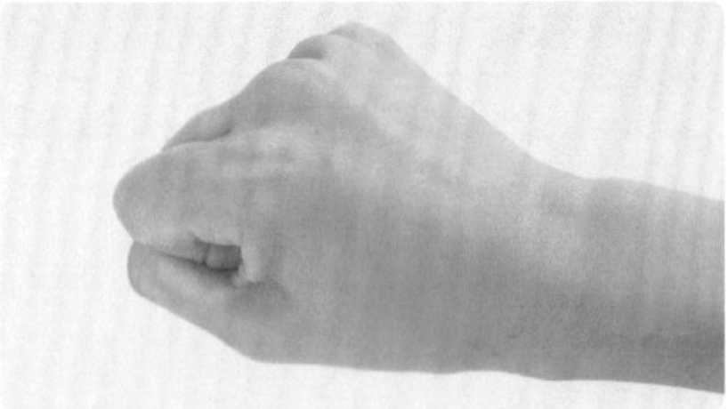

手指根部的關節（第3指節）需放在治療點上，請像照片這樣握拳。

STEP 2 移動單手的拳頭

2

右拳頭放在右邊治療點，左拳頭放在左邊治療點，左手不動，只上下左右移動右拳頭，稍微用力轉動，刺激50～100次。
接著換右手不動，左拳頭上下左右用力移動，同樣刺激50～100次。

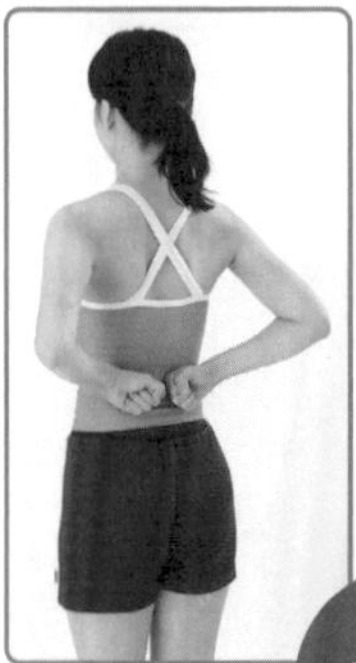

站著做也可以

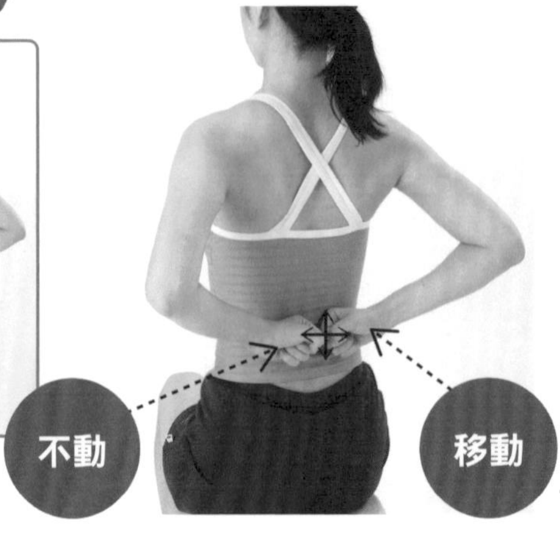

上下左右轉動

的肩膀僵硬情況非常頑固沉重，放鬆肌肉也沒辦法緩解僵硬。

每天練習「腎臟按摩」，放鬆緩和腎臟的過程中，肩膀僵硬的問題也會跟著減輕。

肩膀僵硬的情況改善，腰痛也能得到緩解。更重要的是，精力和體力更加豐沛，身體更有精神，變化極大。

以前在整骨學校上完課後都覺得精疲力盡，但現在回家後還能帶著愛犬外出散步30～40分鐘。腎臟的生命能量獲得充分滿足，感覺全身跟著變年輕了。

「腎臟按摩」一天想做幾次都可以，請至少每天做一次。坐著或站著都能做，請務必養成每天按摩的習慣，讓腎臟更有精神，避免洗腎的命運。

（青坂一寬）

腳底腎臟反射區的按摩方法

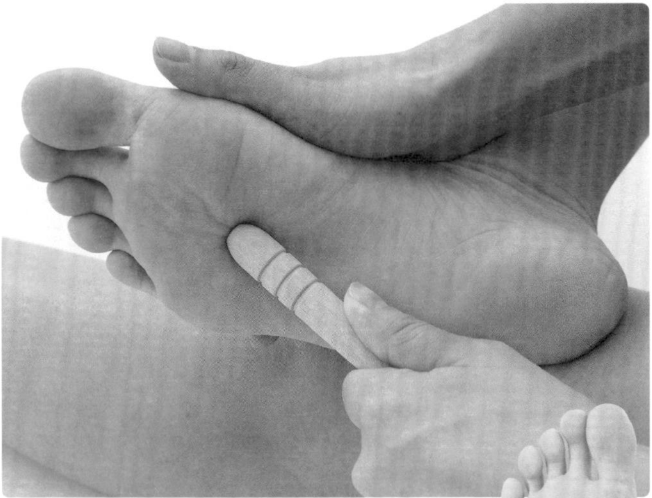

用指壓棒按壓腎臟反射區40～50下，朝上方（腳趾方向）用力按壓刺激。

腳底反射區

也很推薦腳底的腎臟反射區刺激法。腎臟反射區如照片所示，位在腳底中央偏上一點的地方。

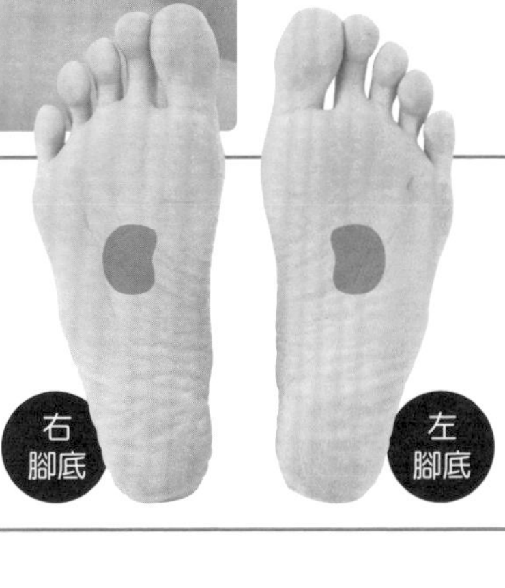

身體仰躺四肢朝上微微抖動，改善血液循環恢復腎功能的【蟑螂體操】

微血管的血流停滯導致腎臟功能下降

我平時以西式健康法（由已故的西勝造設計，是提高自然治癒力的治療方法）為基礎進行治療。我會教導腎功能退化的患者練習「蟑螂體操（微血管運動）」。

蟑螂體操是西式健康法的獨門運動之一，如左頁照片所示，身體仰躺且四肢朝上輕微抖動。姿勢很像翻面擺動的蟑螂，所以如此命名。為什麼這項運動能有效改善腎功能呢？讓我說明一下吧。

人體全身大約有40億條微血管，像網子一樣遍布各處。微血管的工作是擔任動脈和靜脈的橋梁。血液由心臟送出後經過粗動脈，再到細動脈，抵達微血管。

微血管非常細，血管壁很薄，氧氣和營養成分會透過血管壁的縫隙溶入血漿，血漿再滲出血管。人體以這種形式將氧氣和營養傳到各處細胞，細胞釋出的二氧化碳和體內廢物，會隨著血漿回收至靜脈一側的微血管，然後經由粗動脈返回心臟。

一旦微血管的血流停滯，細胞的活動力下降，導致器官功能退化。腎臟當然也不例外。

腎臟是由無數微血管組成的集合體，負責過濾和排出血液。如果微血管的血流變差，全身的血流會停滯，血液被體內廢物污染，進而對過濾血液的腎臟造成極大負擔。

改善末梢血液循環減輕腎臟的負擔

四肢是改善微血管血液循環的關鍵。人體大約有七成的微血管都集中在四肢。人以直立姿勢生活，血液受重力影響而囤積在四肢末梢。

藉由活動四肢來發揮肌肉的幫浦作用，讓積在四肢末梢的血液由靜脈返回心臟。不過，平時因運動不足而四肢很少活動的話，四肢的血流會因此停滯，造成體內廢物和二氧化碳淤積。

蟑螂體操能有效改善四肢末梢停滯不前的血流。首先，身體仰躺且四肢朝上的姿勢，能讓血液更容易回到心臟。接下來，四肢微微顫抖晃動，使微血管受到刺激，促進血液循環。只要四肢微血管的血流有所改善，血液就會從身體末梢回到體幹，改善全身的血液循環。體內廢物也會順利排出，可減輕腎臟的負擔，並且改善腎功能。

讓我介紹一位藉由蟑螂體操改善腎功能的病例吧。

50世代男性A先生患有糖尿病，同時併發糖尿病腎病變。他採取飲食治療，搭配每天做「蟑螂體操」，一個月後的空腹血糖值從每公合260毫克變成110毫克，逐漸接近正常數值（空腹血糖標準值為每公合70～109毫克），表示腎功能的肌酸酐值也從每公合1・4毫克，改善至1・3毫克（男性標準值為每公合0・8～1・2毫克、女性為每公合0・5～1・0毫克）。五個月後達到每公合1・1毫克，恢復到正常數值。

另外還有其他病例，比如有患者因為慢性腎而出現尿蛋白或尿潛血異常，後來檢測值逐漸正常，或是因腎功能下降導致四肢水腫，後來情況改善。可以說蟑螂體操發揮了極大的成效。

（渡邊完爾）

【蟑螂體操】的做法

1 身體仰躺，在脖子後方放一個低枕頭或捲起來的毛巾。

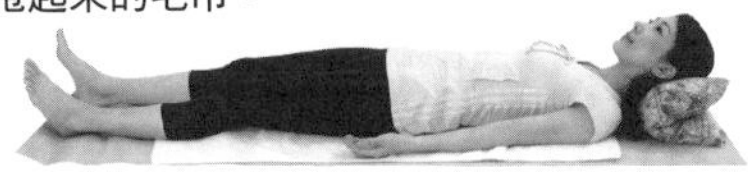

2 雙手雙腳向上舉高，儘量與地面保持垂直。腳底儘量保持水平狀態，手指輕輕伸出去。

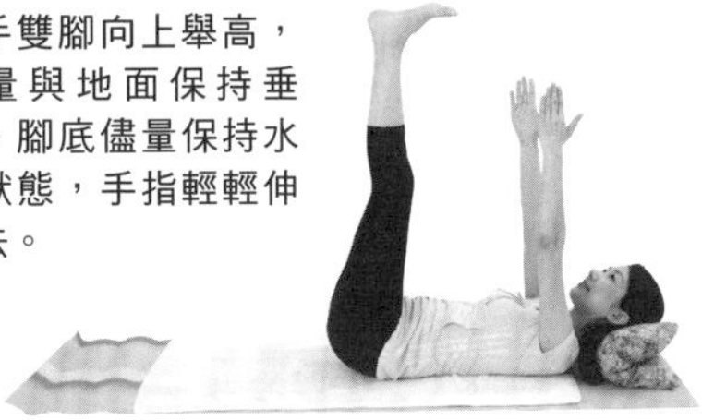

3 以姿勢**2**做1分鐘運動，四肢同時微微抖動。結束後，四肢放下休息。**2～3**重複做3組。

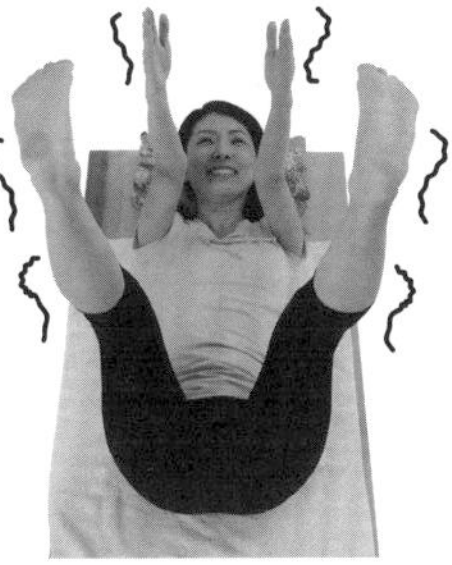

※如果覺得雙手雙腳同時舉高很累，也可以只舉雙手或雙腳，四肢輪流練習。

喉嚨發炎是導致IgA腎病的原因之一。【洗鼻子】沖洗上咽部的附著細菌，改善腎臟病

清洗上咽部的病原菌、灰塵或病毒

IgA腎病這種疾病，是腎臟的腎絲球中沉積著本來不該存在的IgA（免疫球蛋白A）。IgA存在於喉嚨和扁桃腺中，當病毒從口鼻侵入並攻擊人體時，IgA會產生免疫反應並保護身體。

IgA腎病患者一旦因喉嚨或扁桃腺發炎而感冒，就會出現血尿惡化的特徵。於是我開始思考：「或許IgA腎病是由扁桃腺或上咽部發炎引起的疾病？」扁桃腺或上咽部發炎會破壞原應保護身體的免疫系統，並攻擊遠處的腎臟細胞。

我替IgA腎病患者治療慢性上咽喉炎時，相繼出現血尿消失的病例。而且治療也對IgA腎病以外的腎臟病有效，例如腎病症候群。

然而，治療慢性上咽喉炎的氯化鋅藥物只能從耳鼻喉科取得。

但「洗鼻子」的方法，任何人都能在家進行。與鼻子相連的上咽部經常接觸病原菌、灰塵或病毒，只要將它們沖洗乾淨，就能改善並預防慢性上咽喉炎。正在接受腎臟病治療的人也能在家「洗鼻子」，讓腎臟病更容易治好。

慢性上咽喉炎因病灶感染，而引起IgA腎病或腎病症候群復發等症狀。此外，自律神經失去平衡也會造成身體發寒等血流障礙。

一旦病情加劇，腎臟的微血管血流會變差。為了加強腎臟的血流，改善自律神經也很重要。

我推薦的「洗鼻子」方法使用的是與體液濃度相同的生理食鹽水，因此不會產生疼痛感或強烈刺激感。生理食鹽水的單次用量是5毫升（一邊鼻子約使用2.5毫升）。細菌會在胃酸中死亡，所以不必從嘴巴吐出來，直接將喝下去就好，任何人都能輕鬆辦到。

（堀田 修）

防止IgA腎病惡化或復發

【洗鼻子】的做法

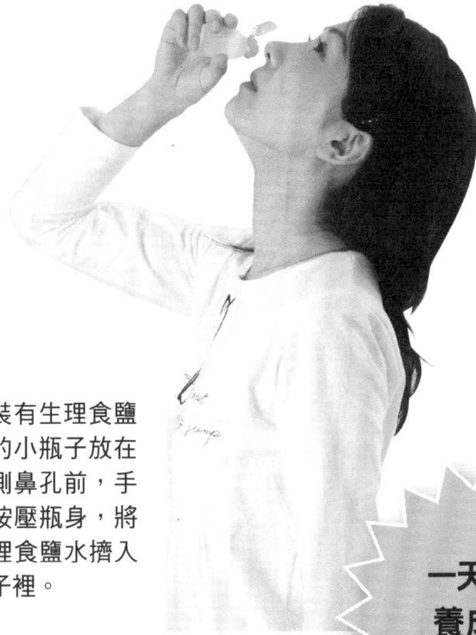

準備工具

軟材質的小塑膠瓶
純水或礦泉水…500mℓ
食鹽…4.5g

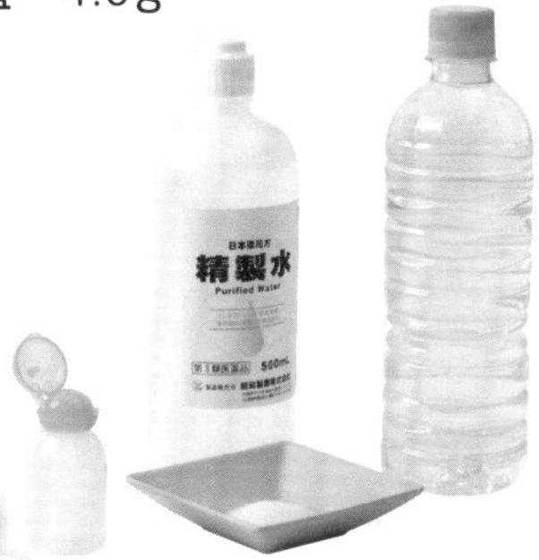

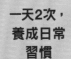

一天2次，養成日常習慣

1

將裝有生理食鹽水的小瓶子放在單側鼻孔前，手指按壓瓶身，將生理食鹽水擠入鼻子裡。

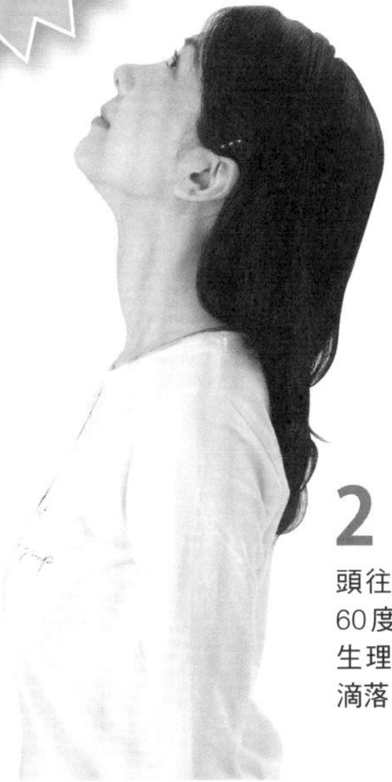

2

頭往後傾斜60度，以免生理食鹽水滴落。

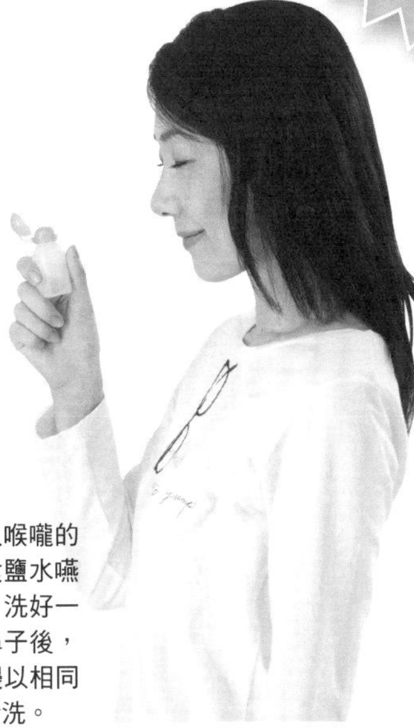

3

將流入喉嚨的生理食鹽水嚥下去。洗好一邊的鼻子後，另一邊以相同方式清洗。

快速降血壓，提高腎功能

【嘴巴貼膠帶入睡】的做法

教學　西原克成

在嘴巴上貼膠帶就能以鼻子呼吸，鼻毛、鼻腔和副鼻腔中的黏液會吸附異物，防止腎臟發生細菌感染。這樣能讓腎臟更順利排出鈉，降低血壓並提高腎功能。

每天晚上仰躺入睡，增強腎功能

準備工具

- 醫療膠帶（寬度24㎜）
- 護唇膏

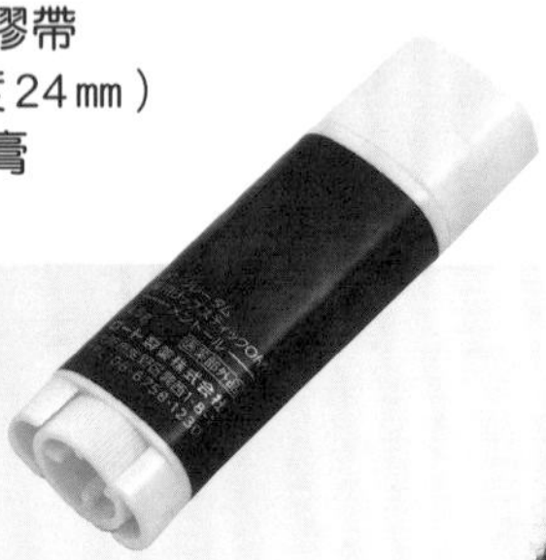

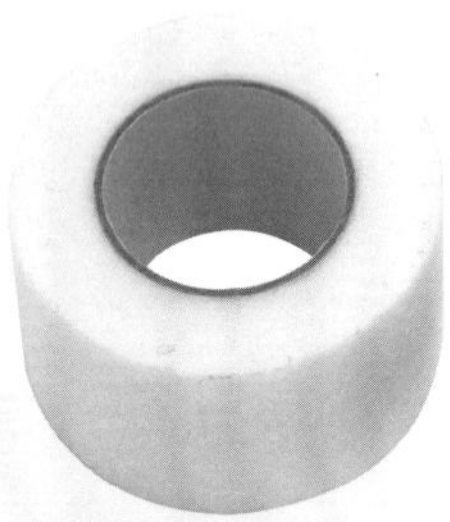

先在白天練習

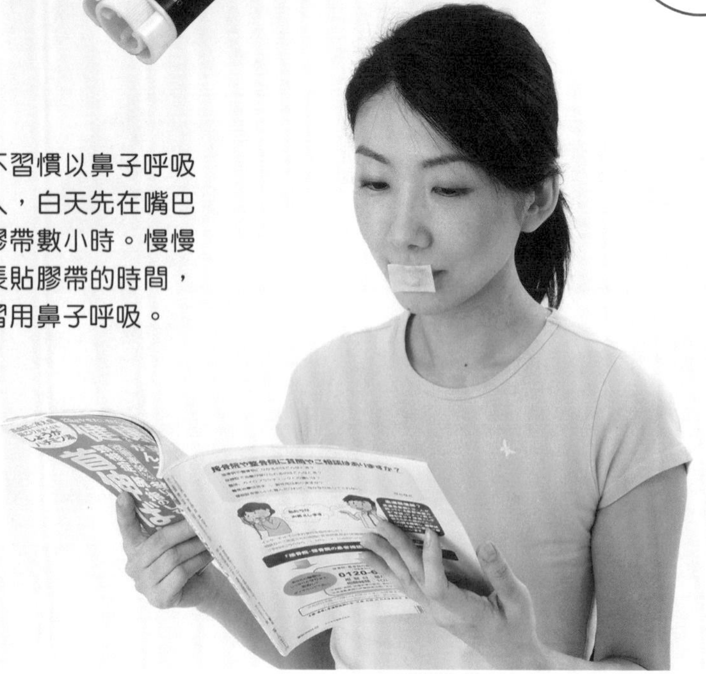

還不習慣以鼻子呼吸的人，白天先在嘴巴貼膠帶數小時。慢慢加長貼膠帶的時間，練習用鼻子呼吸。

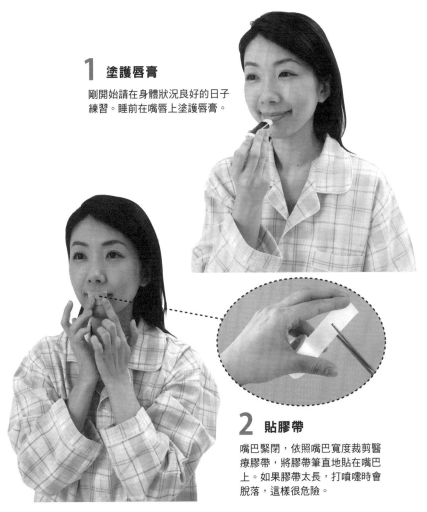

1 塗護唇膏

剛開始請在身體狀況良好的日子練習。睡前在嘴唇上塗護唇膏。

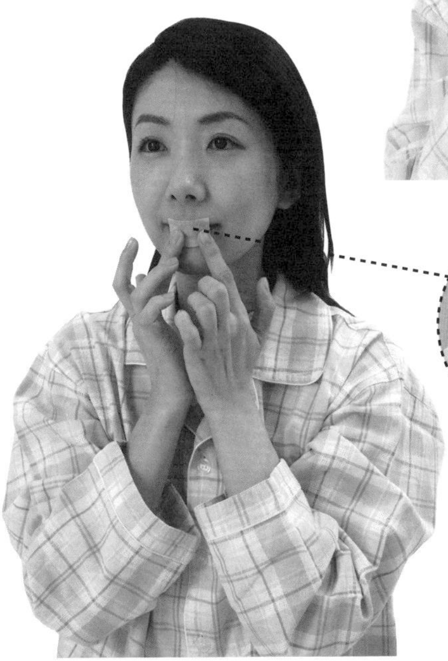

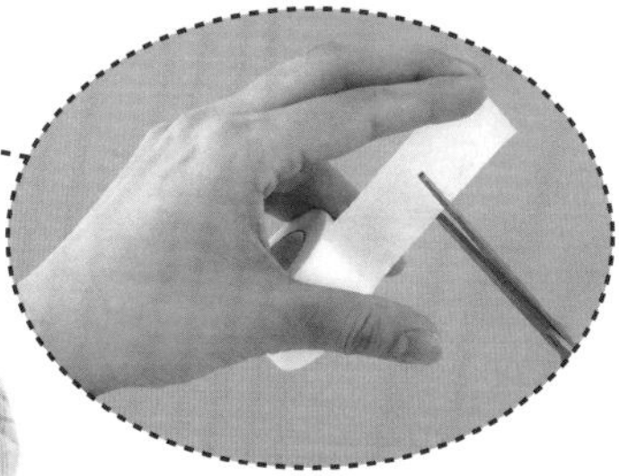

2 貼膠帶

嘴巴緊閉，依照嘴巴寬度裁剪醫療膠帶，將膠帶筆直地貼在嘴巴上。如果膠帶太長，打噴嚏時會脫落，這樣很危險。

3 入睡

側睡或趴睡會造成呼吸道（空氣的通道）變窄，請儘量仰躺入睡。

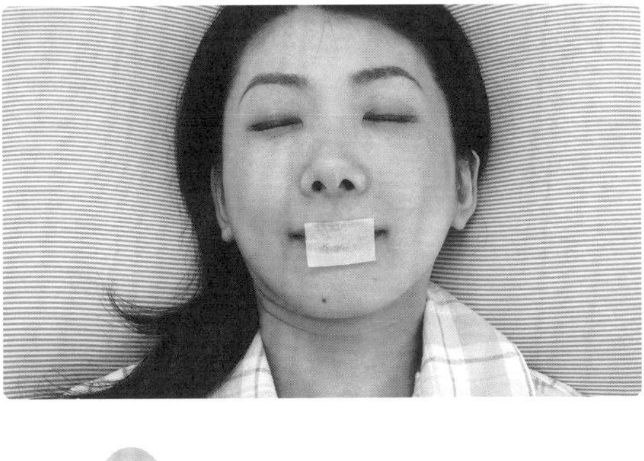

加強全身血液循環，改善腎功能

【保暖肛門】的做法

教學　班目健夫

肛門匯集了許多血管，所以保暖肛門可以增加腎臟的血流量，提高腎功能。此外，還有機會改善頻尿、腹瀉、便祕、腰痛、痔瘡之類的下半身健康困擾。腸道掌管人體的免疫工作，保持腸道健康就能提升免疫力。

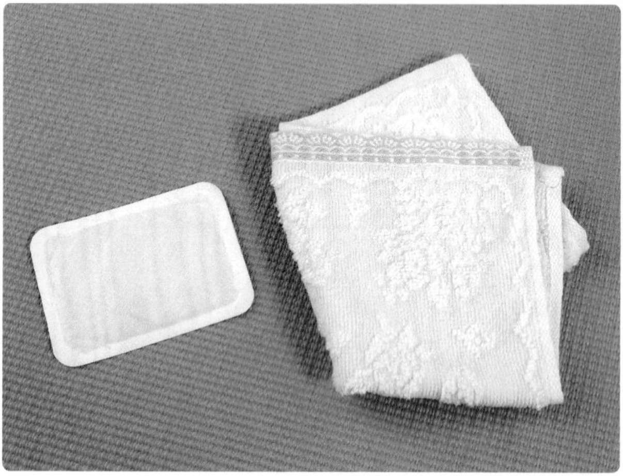

準備工具

- 黏貼式小型暖暖包
- 100%純棉擦手毛巾

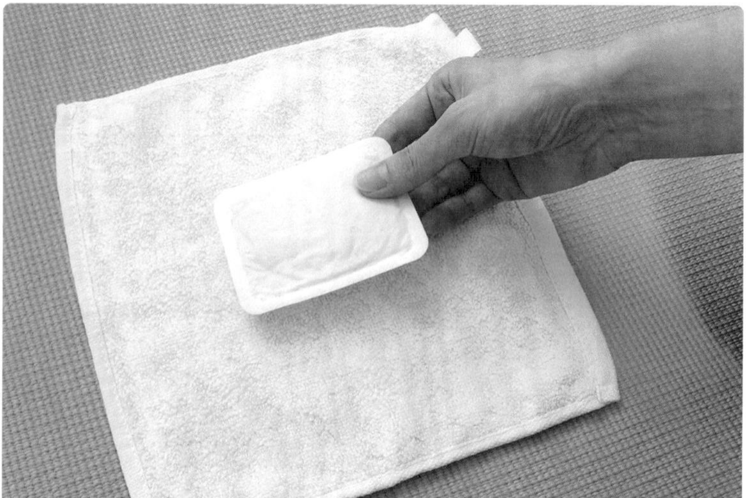

1 將暖暖包貼在毛巾上

將黏貼式小型暖暖包貼在毛巾的正中央。

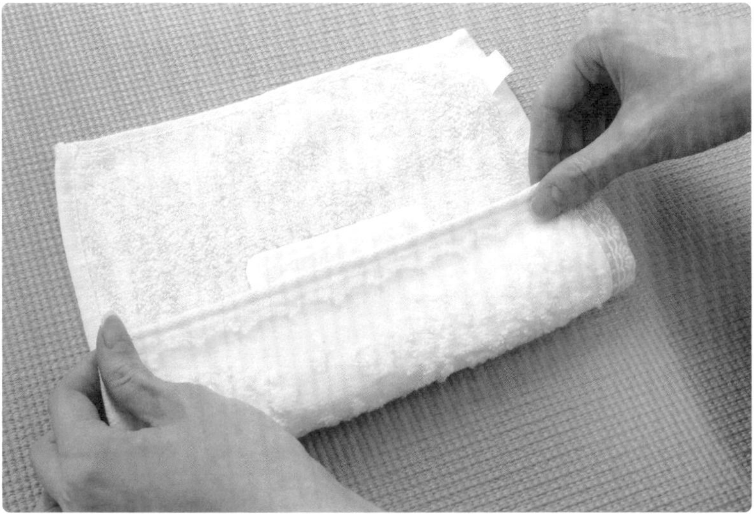

2 以毛巾包住暖暖包

用毛巾包住暖暖包，再沿著暖暖包的長邊折起來。

3 貼在內褲上

將2放在內褲上，暖暖包貼在肛門上方的位置。為避免發生低溫燙傷，毛巾兩層交疊的那一面朝上。黏貼時間至多2小時，以免燙傷。

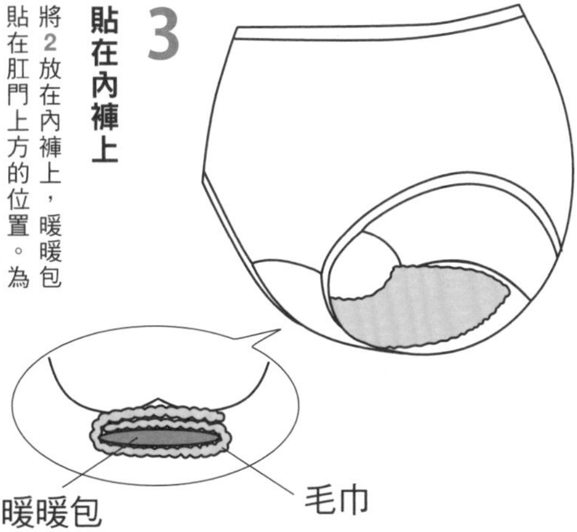

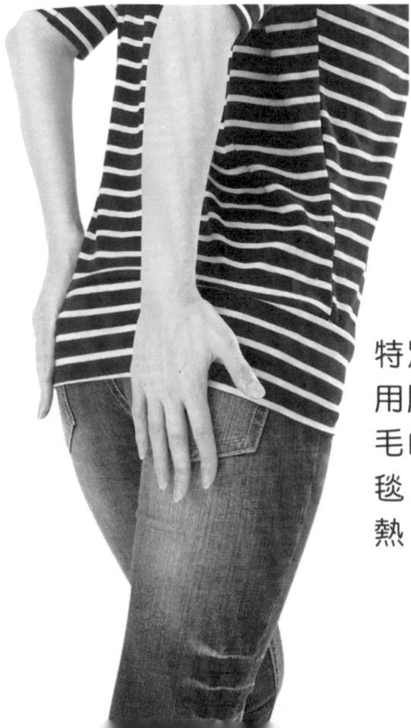

特別推薦寒冷的冬天使用肛門保暖法，但穿著毛巾坐在暖桌裡或電暖毯上會造成暖暖包過熱，請小心注意。

建議放在肛門上保暖2小時

用橡皮筋刺激穴道，增強腎功能

【橡膠腳環】的做法

教學 田川直樹

照海穴可以消除腎臟疲勞，只要兩條橡皮筋就能輕易刺激穴道。疲勞的腎臟恢復後，功能運作變好，使腎臟病的症狀得到改善。整天帶著橡皮筋也沒關係，但如果感覺發癢或疼痛，請當下立刻拆除。

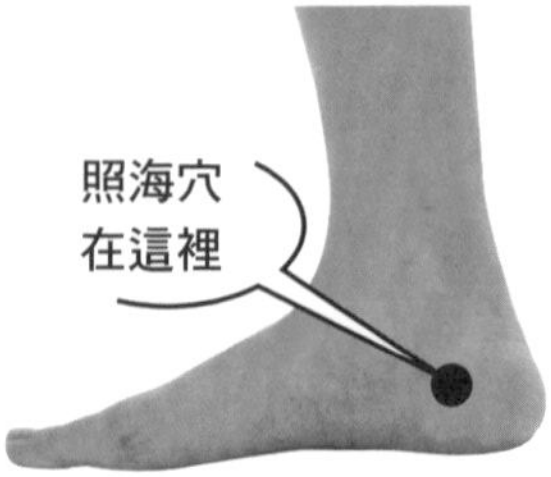

用2條橡皮筋
刺激穴道
一整天，
提高腎功能

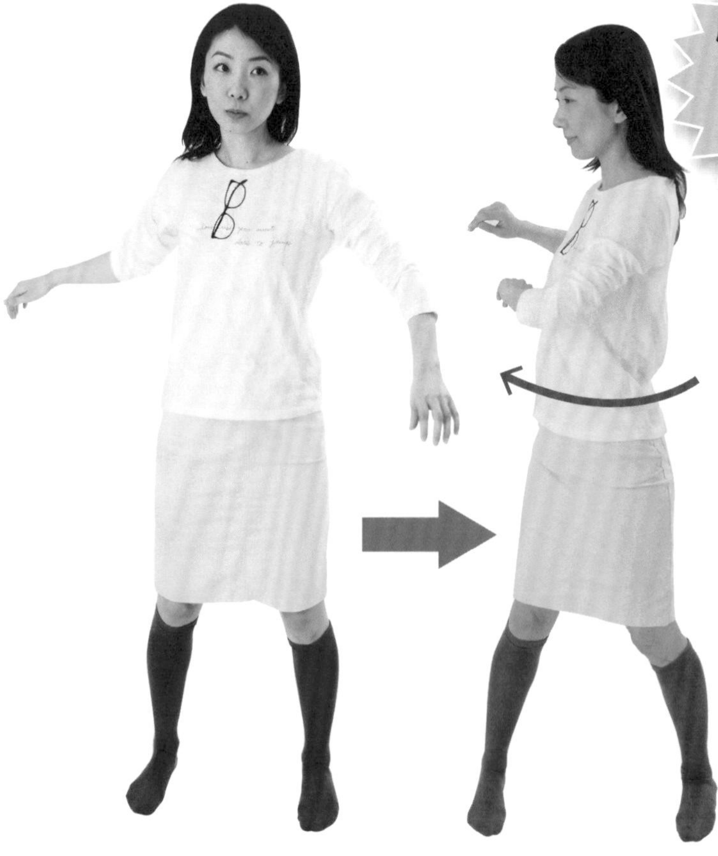

1

旋轉身體，決定橡皮筋的纏繞方向

橡皮筋纏繞的腳踝因人而異。請試著扭轉身體，找出哪一邊的腳踝不易轉動。

2 用橡皮筋纏繞腳踝

按照照片的做法，在不易轉動的腳踝上纏繞橡皮筋。這時請注意，橡皮筋要壓在「照海穴」的上方。

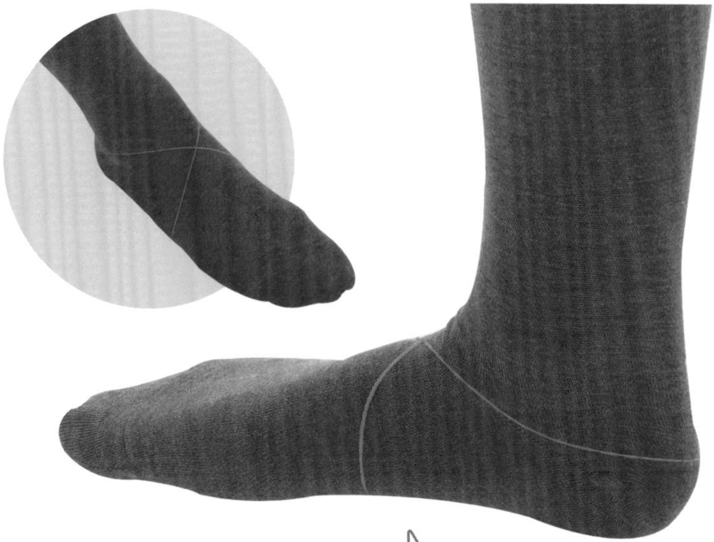

橡皮筋的綁法

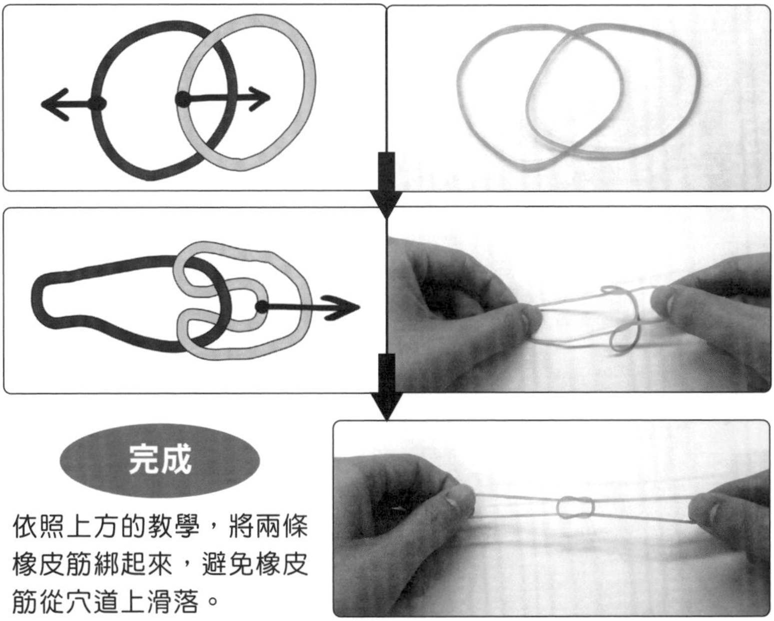

完成

依照上方的教學，將兩條橡皮筋綁起來，避免橡皮筋從穴道上滑落。

以低週波刺激小腿、腳底、背部，改善血液循環的【內臟訓練】

促進第二心臟「小腿」的血液循環

自己也能辦到的
血液循環加強訓練 【小腿按摩】

因為與重力方向相反的關係，下半身血液返回心臟的過程較辛苦。一起按摩小腿，讓血液循環更順暢吧。

早晚各做5～6組，泡澡時按摩，效果更佳！

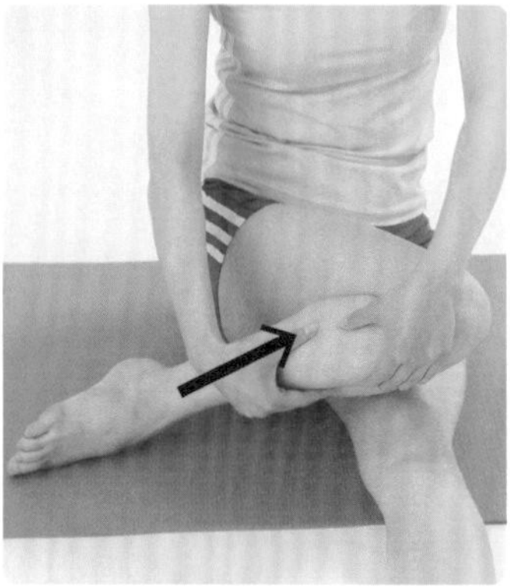

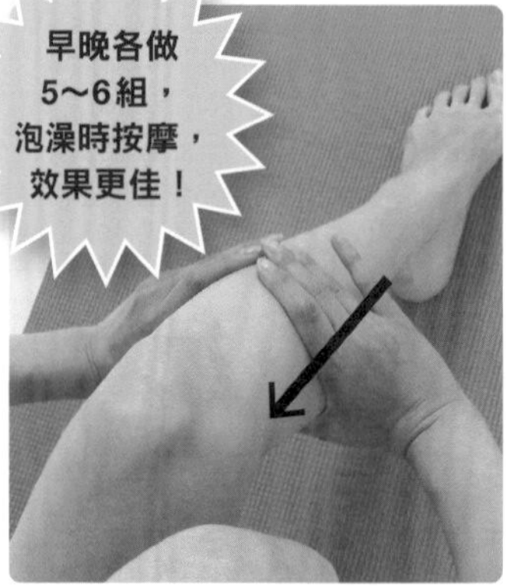

1 按摩小腿內側和外側

放鬆整個小腿的各處很重要。首先按摩小腿內側和外側，以感覺舒服的力道按壓。從腳踝按到膝蓋，由下而上按摩。

2 放鬆小腿後側

從腳踝按到膝蓋，由下而上放鬆小腿後側。泡澡能增加血液循環，這時為小腿按摩的效果會更好。步驟**1**和**2**為一組，早晚各做5～6組。

藉由3種刺激活化血液循環

我們診所會進行「內臟訓練」的治療：①刺激小腿以增強全身血液循環；②刺激腳底，讓虛弱的器官恢復活力；③平衡自律神經，整頓體內環境。目的是為了降低腎功能指標的肌酸酐值。

第13、21頁已介紹何謂肌酸酐值，這裡將直接說明「內臟訓練」。

患者接受主治醫師的治療，同時自行持續進行「內臟訓練」治療方法。患者在診所接受活化血流治療後，原則上患者需各自在家中實際

腳踝活動，小腿就會跟著動起來！

自己也能辦到的血液循環加強訓練【腳踝抬起放下】

只要抬起並放下腳踝就好，這對無法做激烈運動的腎臟病患者來說，是能夠輕易辦到的幫浦運動。

1 坐在椅子上，膝蓋抬高

坐在椅子上，抬高單腳的膝蓋，讓腳騰空。覺得提起膝蓋很辛苦的人，腳可以繼續放在地上，也可以躺著做看看。

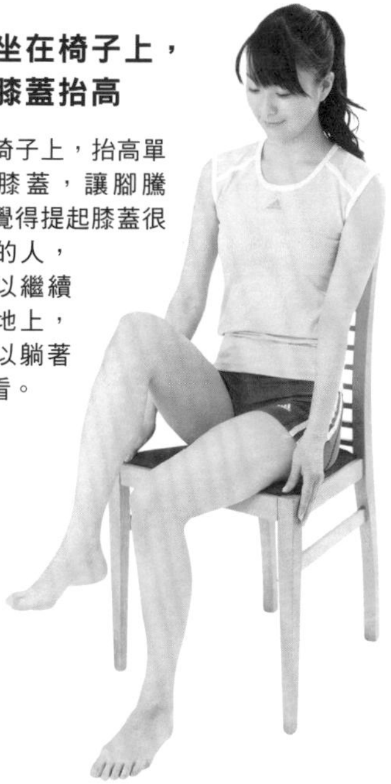

2 腳踝抬高放下

抬起並放下腳踝時，重點在於小腿的活動。早晚左右腿各做5～6次。

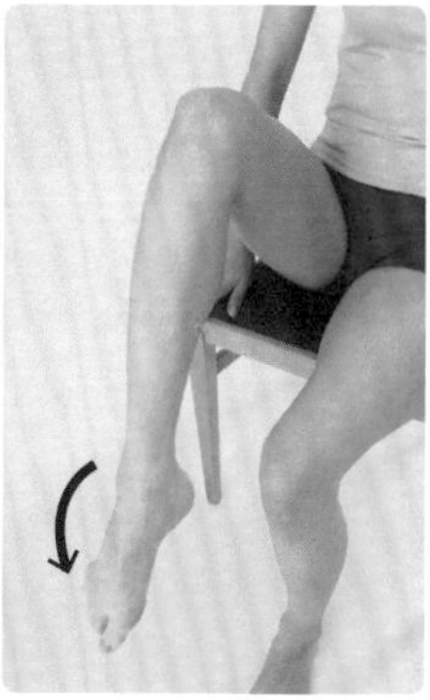

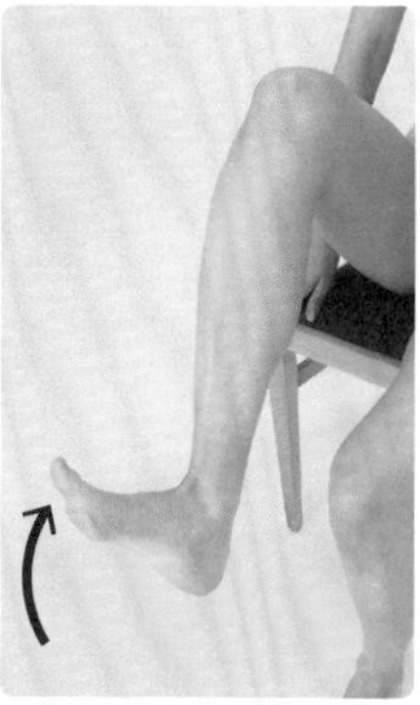

左右腿各做5～6次

操作低週波治療器。我會請病患在家中做以下3種內臟刺激練習，每種練習各做1小時。

①在小腿通過微弱電流，加強全身血液循環

小腿可說是人體的「第二心臟」，扮演著促進血液循環的幫浦角色。以低週波刺激小腿，使血流更加順暢。

②腳底通過微弱電流，讓虛弱的器官恢復元氣

腳底是一面「內臟的鏡子」，匯集著以腎臟為首、連結多種器官的穴道。使用低週波刺激腳底，讓虛弱的內臟恢復活力。藉由穴道刺激將血液集中傳送到相關器官。

③平衡自律神經，整頓體內環境

自律神經的運作與我們的意志無關，負責執行全身血液循環、器官活動、體溫調節等工作。這表示，如果要提高器官整體的血流，並讓

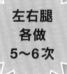

腳底是「內臟之鏡」！

自己也能辦到的
血液循環加強訓練

【腳底放鬆】

腳底匯集了以腎臟為首、連結多種器官的穴道。一起放鬆腳底，將血液傳送到器官吧。

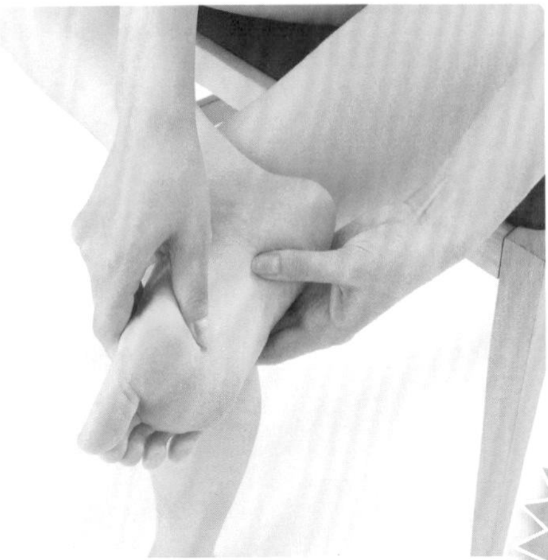

1 盤腿而坐

坐在椅子上，右腳踝放在左膝蓋上方。覺得坐在椅子上不舒服的人，也可以坐在地上練習。

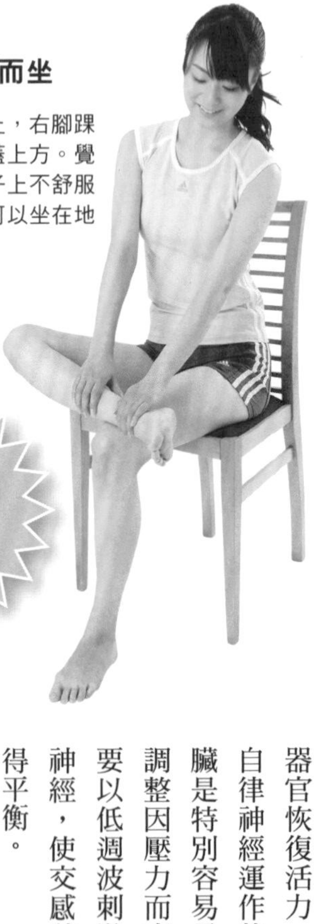

左右腳各做5～6次

2 放鬆腳底

按摩整個腳底。以感覺舒服的力道按壓。按到感覺疼痛的地方時，請慢慢放鬆。早晚左右腳各做5～6次。

器官恢復活力，那增強控制內臟的自律神經運作就是很重要的事。腎臟是特別容易承受壓力的器官。為調整因壓力而紊亂的自律神經，需要以低週波刺激大腦到脊骨的自律神經，使交感神經與副交感神經取得平衡。

雖然以上三種刺激方法需搭配使用低週波治療器，但本篇藉由「內臟訓練」的概念，介紹可輕鬆辦到的小腿和腳底刺激法。想要改善腎臟病，增加血流是必不可少的條件。請務必實際做看看。

（廣岡　孝）

PART 5

活用東洋醫學與傳統療法，守護腎臟！

工藤內科
工藤孝文

東京有明醫療大學教授
川嶋 朗

（依刊登順序）

「腎」是生命能量的儲藏室，也是決定我們年輕朝氣與健康的關鍵

歷史悠久的中醫學正是治未病的智慧寶藏

我除了以內科醫師的身分提供慢性病的診療之外，也有提供中醫治療服務。中醫學（東洋醫學）歷史悠久，與現代醫學有所不同的是，中醫將身心視為一個整體。

尤其在慢性病方面，中醫的治療結果往往比單靠西醫還要好；就連在不算健康卻尚未生病的「未病」階段，中醫也能消除諸多不適。

東洋醫學的智慧，對腎臟的健康保養、慢性腎臟病的預防及改善有很大的幫助。

「腎」蘊含著生命能量的根源

「五臟六腑」象徵東洋醫學的人體觀念。意指五臟（心臟、肺、肝臟、脾臟、腎臟）和六腑（大腸、小腸、膽囊、胃、三焦、膀胱）的統稱。西醫學沒有三焦這個詞，相當於全身體液循環的淋巴系統。

五臟六腑並非單指器官本身，而是涵蓋呼吸、血液循環、新陳代謝等所有生理機能，用以劃分維持生命的人體系統整體概念。

東洋醫學中的腎（腎臟），主要有下列三種作用與功能。

①藏精功能

首先，腎是儲存先天精氣（腎精）的器官。中醫學將生命能量稱為「氣」，而所謂的腎精，是指在氣之中活動生命的能量根源，負責人體的生長發育及生殖功能。

②主水作用

調節體內的水分，將不需要的水分排出身體。與西醫學的腎臟功能相同。

③納氣作用

納氣是指透過肺來吸納氣的作用。中醫認為肺吸入的氣會暫時下降到腎，代表腎和肺共同調節呼吸的概念。透過呼吸從外界獲取的氣

腎與五臟的關係

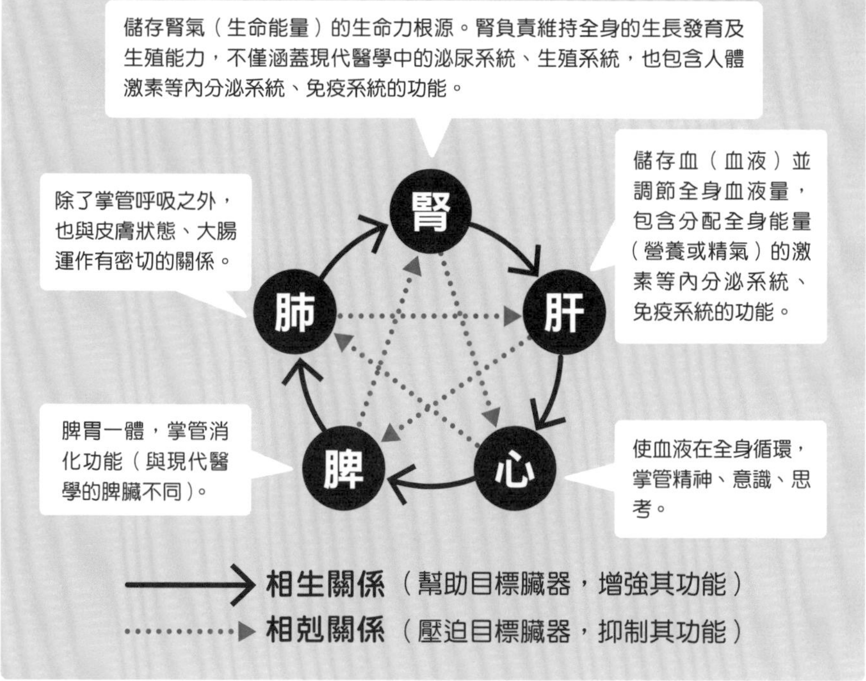
儲存腎氣（生命能量）的生命力根源。腎負責維持全身的生長發育及生殖能力，不僅涵蓋現代醫學中的泌尿系統、生殖系統，也包含人體激素等內分泌系統、免疫系統的功能。
腎
肝
心
脾
肺
儲存血（血液）並調節全身血液量，包含分配全身能量（營養或精氣）的激素等內分泌系統、免疫系統的功能。
除了掌管呼吸之外，也與皮膚狀態、大腸運作有密切的關係。
脾胃一體，掌管消化功能（與現代醫學的脾臟不同）。
使血液在全身循環，掌管精神、意識、思考。
相生關係（幫助目標臟器，增強其功能）
相剋關係（壓迫目標臟器，抑制其功能）

五行對應表範例

五行	木	火	土	金	水
五臟	**肝**	**心**	**脾**	**肺**	**腎**
五腑	膽	小腸	胃	大腸	膀胱
五官（器官）	筋	脈管（血管）	肌肉	皮（皮膚）	骨
五竅（五感）	目	舌	口	鼻	耳
五華※	爪	臉	唇	毛	髮

※身體表面反映五臟狀態的部位，
東洋醫學認為腎與膀胱、骨、耳、髮等處有關聯性。

（天空之氣），與透過食物的消化吸收生成的水穀之氣（大地之氣）相結合，形成全身的氣（元氣）。

這種人體的認知方式與西醫略有不同。比如說，中醫有「五行論」的思考觀念，以木、火、土、金、水等五大元素與性質來解釋自然現象。

將五行論對應到我們的身體，會發現腎和骨骼、頭髮有著密切的關係。慢性腎臟病加劇，骨骼往往容易變脆弱，古人以他們獨特的方式正確解讀出此現象。

儲存生命能量的腎可說是「全身關鍵」的器官，從精力到骨骼、頭髮、耳朵、大腦的年輕程度都受其影響。

從現代醫學的角度來看，包含副腎在內的腎臟分泌激素，總共有50種以上，因此腎臟在內分泌系統中擔任很重要的角色。一旦腎功能下降，身體會出現各種狀況，例如慢性疲勞感或精神不濟。由此可知，雖然西醫和中醫的觀點往往被認為截然不同，但令人驚訝的是，其實有很多重疊的部分。

五臟之間互有深層關係

接下來，再詳細了解一下五臟之間的關係吧。

五行元素的循環順序是：木↓火↓土↓金↓水，對應人體五臟即是肝↓心↓脾↓肺↓腎。

中醫將此順序稱為「相生關係」，箭頭所指的器官功能變好，下一個器官也會跟著改善。

反過來說，肝↓脾↓腎↓心↓肺的順序是「相剋關係」。器官之間是彼此對立、互相抑制的關係，因此當箭頭所指的器官過度活動時，下一個器官的運作就會受到阻撓。

利用相生相剋關係統整腎和其他器官的關係後，會得出下列結果。

●肺……肺輔助腎功能。

●肝……腎輔助肝功能。

●脾……脾阻擋腎功能。

●心……腎阻擋心功能（腎受損會導致心退化，進而依序對肺、肝、脾造成不良影響）。

其中需要特別注意的是腎和脾的關係。脾包含胰臟的功能，脾的狀態不佳，腎功能也會變差。如果以西醫觀點解釋此觀念，表示一旦胰臟功能下降而罹患糖尿病，腎功能也會下降。也就是說，避免增加脾臟的負擔，對腎臟保養來說是很重要的事。

寒冷是腎臟的大敵！只要在腳踝內側貼上暖暖包，藉由【穴道刺激】改善腎臟功能

腎氣不足導致老化和畏寒以及腰痛、勃起功能障礙

在中醫診斷中，我們可以將所謂的「腎虛」狀態，理解為慢性腎臟病的警報即將響起的階段。

腎虛代表腎功能衰弱，大多指隨年齡增長，全身體力不佳的狀態。

腎虛的症狀特徵是下半身寒冷或腰痛等情況愈來愈明顯，經常伴隨頻尿、頭暈、耳鳴等症狀。如果男性出現勃起功能障礙，通常就代表腎虛。腎中儲存的腎精（氣的一種）不足是引發上述症狀的原因。這可以說是一種老化的現象。

另一方面，年輕人腎虛的情況並不少見。長期過勞或睡眠不足，會導致腎儲存的生命能量逐漸減少。所以患者才會出現容易疲倦、不耐煩、腦功能下降、精力衰退、焦慮不安、身體冰冷、睡眠品質不佳、掉髮、牙齒脆弱等症狀。

腎儲存的氣不足會造成對抗疾病的免疫力下降。有些人容易感冒，可能與腎虛有關。

積極保暖腳踝內側刺激腎臟相關穴道

從中醫的觀點來看，若要預防並改善慢性腎臟病，「保暖」身體是最為簡單有效的方法。畏寒是腎虛的典型症狀，由於腎非常不耐低溫，只要解決冰冷的問題，腎臟功能就會逐漸恢復。

腎虛者的下半身特別容易著涼，我建議採取「腳踝暖暖包」方法，在腳踝內側貼暖暖包保暖。

內踝骨的後方是靠近身體表面的脛後動脈，保暖脛後動脈可以循環溫暖的血液，讓身體變得暖呼呼。

腳踝內側匯集許多與腎臟關係密切的氣道（經絡），在內踝骨附近貼上暖暖包，就能同時熱刺激許多穴位。穿鞋外出時，貼在腳踝偏上

的位置；在家放鬆時，則貼在偏下的位置。穴道的位置請參照下圖說明，並在兩腿貼上暖暖包。

築賓穴、復溜穴、太谿穴、照海穴、水泉穴與腎的運作關係密切，屬於「腎經」經絡的穴道。

三陰交穴是屬於脾經的穴位，但三陰交的名稱意義，具有脾功能相關的脾經、肝功能相關的肝經及腎經，三種經絡交會之意。

這些穴道具有改善腎功能，以及消除身體冰冷、水腫和疲勞的效果。因為現代人有吹冷氣的習慣，夏天也會身體著涼。不論在什麼樣的季節，身體覺得冷的時候，就用腳踝暖暖包保護腎臟吧。

需要注意的是，為避免發生低溫燙傷，暖暖包要貼在厚襪子上。此外，睡前請務必取下暖暖包。

（工藤孝文）

對腎臟有益的腳踝內側穴道

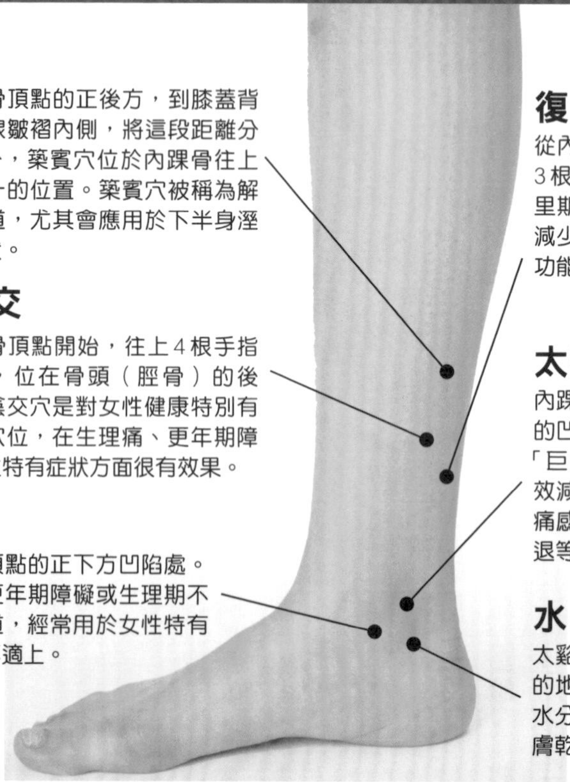

築賓
從內踝骨頂點的正後方，到膝蓋背面的橫線皺褶內側，將這段距離分成3等分，築賓穴位於內踝骨往上三分之一的位置。築賓穴被稱為解毒的穴道，尤其會應用於下半身溼疹等症狀。

三陰交
從內踝骨頂點開始，往上4根手指的寬度，位在骨頭（脛骨）的後側。三陰交穴是對女性健康特別有幫助的穴位，在生理痛、更年期障礙等女性特有症狀方面很有效果。

照海
內踝骨頂點的正下方凹陷處。可減緩更年期障礙或生理期不順的穴道，經常用於女性特有的身體不適上。

復溜
從內踝骨頂點開始，往上3根手指的寬度，在阿基里斯腱的靠前位置。腎氣減少時，可以發揮補氣的功能。

太谿
內踝骨和阿基里斯腱之間的凹陷處。太谿有腎氣的「巨大水流」之意，可有效減輕腰部的沉重感或疼痛感、夜晚頻尿、精力衰退等問題。

水泉
太谿穴往下1根手指寬度的地方。有效改善因體內水分失衡而四肢發熱、皮膚乾燥、頭髮乾枯等。

改善四肢冰冷、貧血、掉毛、腳部發麻、健忘症！預防並改善慢性腎臟病的【人參養榮湯】

可廣泛用於體力或精力退化者的處方藥

如果想預防並改善慢性腎臟病，服用漢方藥是很有效的方法。不過漢方需針對每個人的體質、體力、精神狀態，提供最適合的處方藥，因此是一種是客製化醫療形式。即使是基於「對腎虛有幫助」的理由而選擇的藥，也不一定適合自己。

話雖如此，只要患者符合一定程度的共同症狀，還是有適用於大多數人的處方藥。本篇將介紹對腎虛有益的漢方藥——人參養榮湯。

我的中醫看診病患中，有許多人為了慢性疲勞、肩膀僵硬或心情低落所苦。我替病因不明的自述症狀（無法找出特定疾病的不適情況）病患治療，並持續研究中醫，過程中發現一種不錯的漢方藥——人參養榮湯。

人參養榮湯不容易因藥物不適合而引起副作用，而且也實際在許多身體不適者身上發揮很好的效用。我現在也會推薦給減重治療需求的患者，目的是為了調整身體狀態，讓身材更容易瘦下來。

「人參養榮湯」適合有以下症狀的人服用。

- 體力差
- 手腳冰冷，身體發寒
- 沒有食慾，腸胃不好
- 容易感冒
- 容易貧血，氣色不好
- 膚色暗沉，皮膚長斑，皮膚乾燥
- 頭髮毛躁、掉髮
- 骨骼愈來愈脆弱
- 經常忘東忘西

我介紹幾個本院的患者病例吧。

50多歲女性A女士，為冬天手腳冰冷、腳部發麻所苦。經由中醫診斷，開立「人參養榮湯」的處方，患者一個月後不再手腳冰冷，腳也不會發麻了。兩個月後，腰部冰冷的問題也解決了。

40多歲女性B女士，年輕時有身體冰冷的症狀，醫院曾開立治療貧血的處方藥。患者表示身體有倦怠感，因此求助於中醫治療，於是我們開立「人參養榮湯」處方藥。幾天後，患者的倦怠感消失了，一個月後手腳冰冷的問題也得到緩解。三個月後，貧血和畏寒的症狀完全消失。

有一位70多歲的患者被診斷出輕度失智症，失去幹勁和食慾的他，在家人的建議下前來看診。這位患者一樣在服用「人參養榮湯」兩週後回診時，告訴我們食慾恢復了。他的生活回歸原本的韌性，家人在三個月後表示患者「比較不會出現健忘的情形」。事實上，檢查報告也顯示他的認知功能有所改善。

以「人參養榮湯」調養腎後，大腦功能也會變好，進而改善認知功能。也有患者連帶改善骨骼密度。

從以上幾點來看，「人參養榮湯」有助於預防及改善慢性腎臟病。

「人參養榮湯」以人參（高麗參）為主藥，總共12種生藥材配方。12種生藥材的功效彙整如下。

①擴張血管，加強末梢血液循環，保暖身體

桂皮（樟科肉桂的樹皮）。

②加強代謝，提高消化功能，恢復元氣

人參（高麗參）、白朮（菊科蒼朮的根）、茯苓（多孔菌科茯苓的菌核）、甘草（豆科甘草的根）。

③改善血液不足

地黃（列當科地黃的根）、當歸（繖形科當歸的根）、芍藥（芍藥科芍藥的根）。

④鎮咳祛痰

陳皮（溫州蜜柑皮）、五味子（五味子科五味子的果實）、遠志（遠志科遠志的根）。

⑤停止夜間盜汗等異常流汗情況

黃耆（豆科黃耆的根）。

多種生藥材相搭配後，藥效會逐漸發揮，是生病後恢復體力和預防高齡者老化的最佳漢方藥。

日本除了漢方藥局有提供人參養榮湯之外，有些藥妝店也有販售。市售的顆粒狀漢方藥粉，應在飯後空腹時搭配溫開水服用，效果最佳。

擔心第137頁症狀的人，人參養榮湯一定能幫助你改善身體狀況。反過來說，不適合人參養榮湯的人，就表示腸胃非常虛弱。

不過，雖然人參養榮湯引發副作用的情況很少見，但體質不適者的皮膚會出現溼疹或發癢等症狀。這時請停止服藥，並向藥劑師和中醫師諮詢。

（工藤孝文）

大力協助腎臟排毒的廚房妙藥！含有豐富消水腫成分的【紅豆茶】

藉由煮熟方式大量溶出高利尿作用的成分

正如同藥食同源、醫食同源的觀念，東洋醫學具備將食物作為藥引來使用的悠久傳統。當時主要以古代自然哲學（五行論）為基礎，提取各種食物的功用。五行論將大自然的法則分為木、火、土、金、水等五大元素。五臟之一的腎，被認為是具有水之特性的器官。腎功能下降會產生水腫，因此可將腎解釋為「掌管水分代謝」的器官。

除此之外，膀胱、耳、骨也與腎的關係密切，在五行中也屬於水性。還有冬季、寒冷的氣候、黑色、鹹味等概念也是水性，都是腎的同伴。吃下同屬水性的食物，就能補充腎氣（自然能量）並提高腎功能。

比如黑色的黑豆、黑芝麻，或帶鹹味的海藻、海鮮屬於水性食材，可發揮補腎效用。一般認為日本正月的御節料理有煮黑豆和海帶卷，也是考量到五行養生觀而製作。

紅豆是日本人很熟悉的食材，從江戶時期便廣泛應用在民俗療法。紅黑色的紅豆自然也屬補腎食材。

從現代醫學的觀點來看，紅豆含有豐富的鉀和皂素，具有很強的利尿作用。也許古代人是透過吃紅豆會經常排尿、可以消水腫的現象，進而理解紅豆對腎臟有所幫助。

將紅豆煮熟後，湯汁中會溶出鉀或皂素成分。鉀具有促進身體排出多餘的鈉，以及穩定血壓的功用；皂素則可以穩定血糖值和膽固醇值。

「紅豆茶」是善加利用紅豆成分的好方法。不僅推薦擔心腎功能下降、尿量減少或水腫的人飲用，還很適合預防並改善所有慢性病。

不過，慢性腎臟病加劇，被要求控制鉀攝取量的患者不能飲用紅豆茶。對此有疑問的人，請先詢問主治醫師的建議。

（川嶋　朗）

促進排尿的手工排毒茶！

【紅豆茶】的做法與飲用法

1日分量

- 煎紅豆……50g
- 水……1ℓ

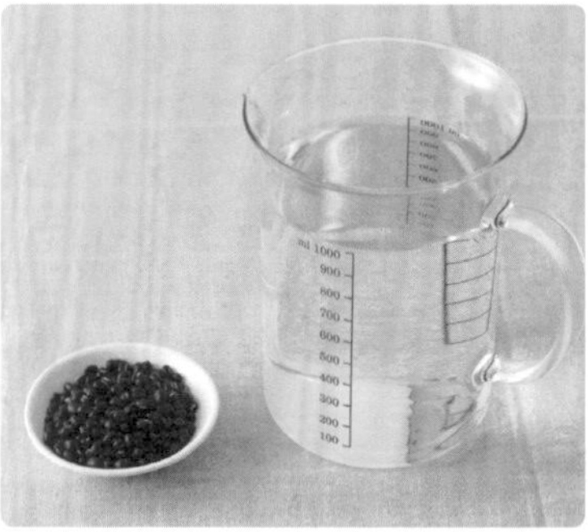

準備工具

- 紅豆……250g
（輕輕沖洗，擦乾除去多餘水分）

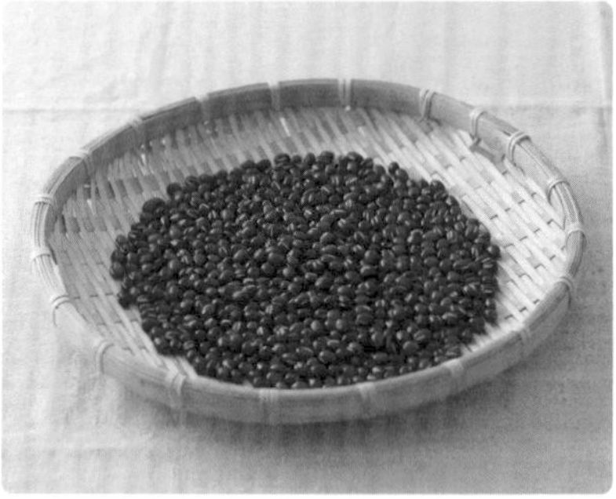

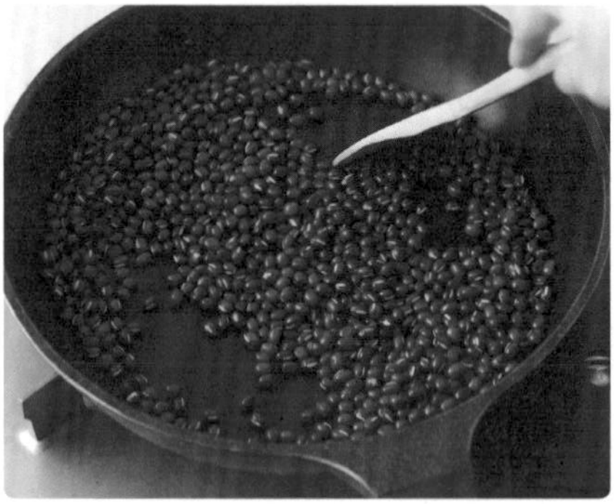

1

紅豆入平底鍋煎炒，別忘了用木鍋鏟拌炒，避免紅豆焦掉（小火約10分鐘）。

2

煎好的250克紅豆，可作為5日份的紅豆茶材料。當天用不完的分量，待餘熱散去後裝入容器中，常溫保存，1週內使用完畢。

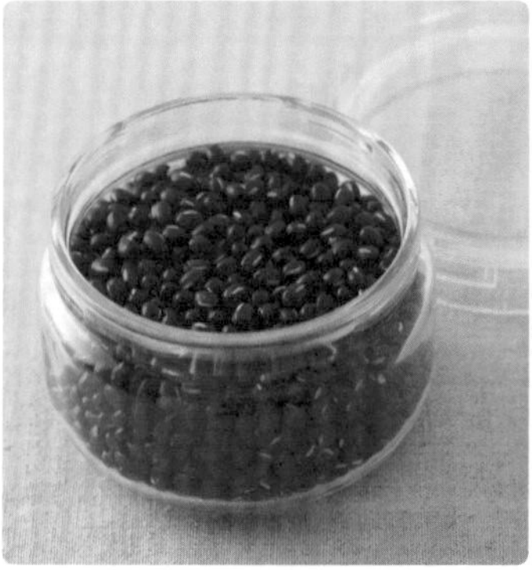

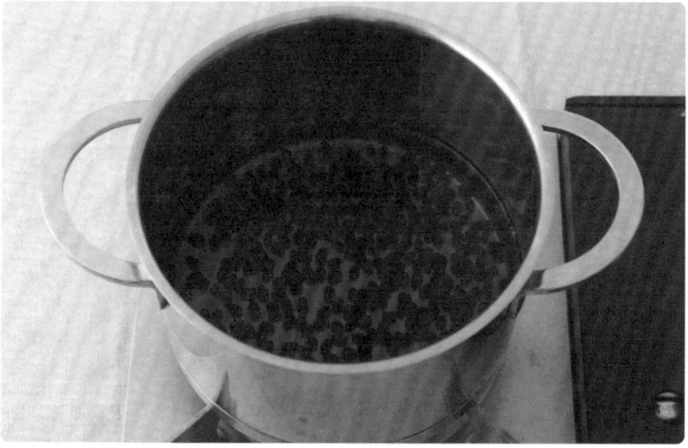

3

將1日份的煎紅豆和水倒入鍋中，煮出紅豆茶（水煮沸後，轉小火煮20～30分鐘。大約能煮500毫升的紅豆茶）。

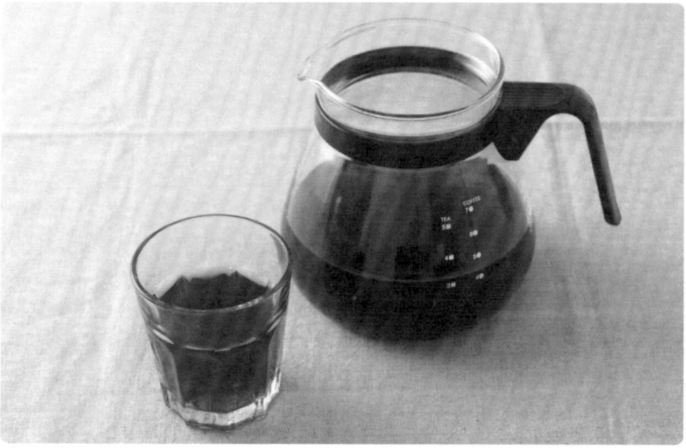

4

煮好的紅豆茶是1天份，請分次飲用。
※紅豆的利尿作用很強，需避免飯後飲用。

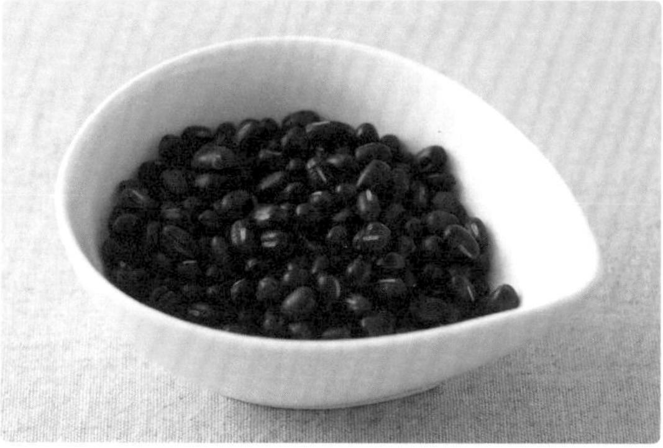

※煮完紅豆茶後，剩下的紅豆可以當作味噌湯料或沙拉食材。紅豆的膳食纖維可以調整腸道環境，減少腸道產生毒素以免腎臟受傷。

索引

英數字

1畫

2畫

3畫

4畫

5畫

6畫

7畫

8畫

9畫

10畫

★本書內容為日本《健康》雜誌專文，經重新編輯後輯成。

★為了呈現多元觀點的資訊，某些文章對特定事項的看法會有所不同，請多多見諒。

★本書介紹的方法效果因人而異，如嘗試後出現過敏或異常情況，請立刻停止。

★目前正接受治療的人，請先行向主治醫師諮詢詳細建議。

Staff
裝幀／永井秀之
內文設計／高橋秀哉　高橋芳枝
內文插畫／高橋枝里
編輯協力／日下部和恵
責任編輯／田川哲史（主婦の友社）　長岡春夫

名醫傳授腎功能保養自癒術

出　　版／楓葉社文化事業有限公司
地　　址／新北市板橋區信義路163巷3號10樓
郵 政 劃 撥／19907596　楓書坊文化出版社
網　　址／www.maplebook.com.tw
電　　話／02-2957-6096
傳　　真／02-2957-6435
編　　著／主婦之友社
翻　　譯／林芷柔
責 任 編 輯／江婉瑄
內 文 排 版／楊亞容
港 澳 經 銷／泛華發行代理有限公司
定　　價／350元
初 版 日 期／2023年4月

國家圖書館出版品預行編目資料

名醫傳授腎功能保養自癒術 / 主婦之友社作
; 林芷柔譯. -- 初版. -- 新北市 : 楓葉社文化
事業有限公司, 2023.04　面；　公分

ISBN 978-986-370-525-3（平裝）

1. 腎臟疾病 2. 保健常識

415.81　　112001902